Nalu Saad

# Biel
## A jornada para a cura

1ª Edição

São Paulo

2020

Biel – A jornada para a cura

Copyright © 2020 – Nalu Saad
Direitos de Edição e Impressão – Trilha Educacional Editora
**Autor:** Nalu Saad
**Capa:** Luysiane da Silva Costa
**Editor:** Luís Antonio Torelli
**Projeto Gráfico e Editoração:** Intacta Design

**Dados Internacionais de Catalogação na Publicação (CIP)**
**(Câmara Brasileira do Livro, SP, Brasil)**

Saad, Nalu
　　Biel: a jornada para a cura / Nalu Saad.
　　-- 1. ed. -- São Paulo:
　　Trilha Educacional, 2020.

　　ISBN 978-65-87995-03-8

　　1. Anemia falciforme 2. Anemia falciforme – Pacientes – Biografia 3. Cano, Gabriel de Oliveira 4. Cura 5. Fertilização in vitro 6. Medula óssea – Transplante – Pacientes – Relações com a família 7. Superação I. Título

20-48086　　　　　　　　　　　　　　　　　　CDD - 616.15127

**Índices para catálogo sistemático:**
1. Anemia falciforme : Pacientes : Biografia
616.15127

Maria Alice Ferreira - Bibliotecária - CRB-8/7964

*Todos os direitos reservados. Nenhuma parte desta obra poderá ser reproduzida por fotocópia, microfilme, processo fotomecânico ou eletrônico sem permissão expressa do autor.*

Impresso no Brasil

**Trilha Educacional Editora**
**Rua Pires da Mota, 265 – Aclimação**
**01529-001 – São Paulo/SP – Brasil**
**Fone: 55 11 3209-7495**
contato@trilhaeducacional.com.br
www.trilhaeducacional.com.br

*Para Vanderson Rocha, por me fazer acreditar
na força das minhas palavras*

# Prefácio

Todos os dias escuto muitas histórias, milhões para dizer a verdade. A maioria é de brasileiros que lutam para realizar sonhos ou que querem compartilhar suas vitórias. Como um alagoano de família humilde, vejo um pouco de mim e dos meus pais em muitas dessas histórias e fico admirado com a criatividade do nosso povo e sua capacidade de se reinventar.

Um dia a batalha de um menino lutando contra uma doença grave chegou até mim por meio de muitos, milhares de compartilhamentos do vídeo em que ele me assistia na tela do celular numa cama de hospital. Eu falava sobre como todos somos grandes, únicos e capazes de superar as adversidades da vida e o garotinho parecia sorver cada palavra minha – tão adultas – como se escritas para ele. Esse menino era o Biel, que um mês mais tarde conheci no mesmo leito de hospital, tentando se recuperar de um transplante de medula óssea. Foi quando conheci com mais profundidade a história dele, contada nesse livro emocionante.

"Biel: a Jornada para a Cura" traz lições importantes para todos nós. A primeira dela é que nunca sabemos exatamente onde começou o caminho de cada um, nem o quanto foi penoso. Desde o primeiro capítulo, o livro revela outras lutas do garotinho e sua família muito antes da descoberta da anemia falciforme, como se estivessem sendo preparados e fortalecidos para a grande batalha. Aprendemos que não existem obstáculos intransponíveis se a família e amigos entrarem para o nosso exército.

Luciano, o pai de Biel, mostra que é preciso ser otimista, acreditar e defender o próprio sonho com unhas e dentes. Ele e Ana foram como leões na savana, dispostos a tudo para conquistar para o filho um tratamento caríssimo e restrito a poucos brasileiros. Nessa jornada, a família aprendeu e aqui nos ensina que, às vezes, vamos ser derrotados mesmo, mas que o importante é não desistir. A cada página é possível chorar, sorrir e torcer junto com a família como se o desfecho fosse um completo mistério. E, o mais importante, nos sentimos imerso na fé inabalável de uma criança capaz de confortar adultos, incentivar médicos e enfermeiros e fazer o Batman chorar!

*Carlinhos Maia*

# Sumário

Pesadelo . . . . . . . . . . . . . . . . . . . . . . . . . . . . . . . . . . . . . . . . . 9
A menina mais bonita . . . . . . . . . . . . . . . . . . . . . . . . . . . . 11
A vendedora . . . . . . . . . . . . . . . . . . . . . . . . . . . . . . . . . . . 13
A formatura . . . . . . . . . . . . . . . . . . . . . . . . . . . . . . . . . . . 15
Vidas cruzadas . . . . . . . . . . . . . . . . . . . . . . . . . . . . . . . . . 17
Nasce Biel . . . . . . . . . . . . . . . . . . . . . . . . . . . . . . . . . . . . 23
O pequeno guerreiro . . . . . . . . . . . . . . . . . . . . . . . . . . . . . 27
Tempo de amadurecer . . . . . . . . . . . . . . . . . . . . . . . . . . . . 29
A bomba . . . . . . . . . . . . . . . . . . . . . . . . . . . . . . . . . . . . . 33
O mundo no chão . . . . . . . . . . . . . . . . . . . . . . . . . . . . . . . 37
Mundo novo . . . . . . . . . . . . . . . . . . . . . . . . . . . . . . . . . . 39
O que tem esse menino . . . . . . . . . . . . . . . . . . . . . . . . . . . 43
A intrusa da meia lua . . . . . . . . . . . . . . . . . . . . . . . . . . . . 47
Inquieta aceitação . . . . . . . . . . . . . . . . . . . . . . . . . . . . . . 49
O muro . . . . . . . . . . . . . . . . . . . . . . . . . . . . . . . . . . . . . . 51
Reconquista . . . . . . . . . . . . . . . . . . . . . . . . . . . . . . . . . . . 53
A vaquinha . . . . . . . . . . . . . . . . . . . . . . . . . . . . . . . . . . . 55
Libertação . . . . . . . . . . . . . . . . . . . . . . . . . . . . . . . . . . . . 57
Rifas e feijoada . . . . . . . . . . . . . . . . . . . . . . . . . . . . . . . . 61
A pauta da vida . . . . . . . . . . . . . . . . . . . . . . . . . . . . . . . . 63
A mágica . . . . . . . . . . . . . . . . . . . . . . . . . . . . . . . . . . . . 69
A gravidez . . . . . . . . . . . . . . . . . . . . . . . . . . . . . . . . . . . . 73
Desesperança . . . . . . . . . . . . . . . . . . . . . . . . . . . . . . . . . 77
Doutor Anjo . . . . . . . . . . . . . . . . . . . . . . . . . . . . . . . . . . 81
O cara ousado . . . . . . . . . . . . . . . . . . . . . . . . . . . . . . . . . 87
De volta ao começo . . . . . . . . . . . . . . . . . . . . . . . . . . . . . 91
Tempo de girassóis . . . . . . . . . . . . . . . . . . . . . . . . . . . . . 93
Esse bebê é nosso . . . . . . . . . . . . . . . . . . . . . . . . . . . . . . 95
De lavador de roupas a assessor de imprensa . . . . . . . . . . . . 99
Eu te amo, Víctor . . . . . . . . . . . . . . . . . . . . . . . . . . . . . . 103
Sob os olhos do anjo . . . . . . . . . . . . . . . . . . . . . . . . . . . . 107
A liga da justiça . . . . . . . . . . . . . . . . . . . . . . . . . . . . . . . 111
O dia que o Batman chorou . . . . . . . . . . . . . . . . . . . . . . . . 115

# Capítulo 1

## Pesadelo

Lu, vem que eu tô morrendo!

Ana gritou ao celular. Na recepção do hospital à espera da liberação, Luciano driblou catracas e segurança e subiu. No quarto, Ana urrava com as mãos no abdómen. Em seu ventre de 33 semanas de gestação estava Gabriel. Luciano suava frio enquanto assistia o entra e sai de médicos e enfermeiros convictos de que não eram as contrações do parto e, sem mais suspeitas, decidiram pela cesárea.

Pai de primeira viagem, Luciano previa tensão e alguma correria no nascimento do filho e, por causa do medo que costuma se avizinhar na reta final da gravidez, ele até imaginava algo dando errado, mas nada chegava perto daquilo. Ana foi retirada do quarto a bordo da maca e o marido correu ao lado do médico que gritava ordens pelo corredor.

— Anestesista urgente no bloco.

Ana sentiu o tranco quando a maca parou e pode ver Luciano na outra ponta. Os enfermeiros abriram a porta e ela se viu entrando em outro ambiente enquanto a imagem do marido, barrado por alguém, ficou para trás, atrás da porta que se fechou.

Arfando, pálido e olhos arregalados, Luciano assistiu Ana e o filho sumirem bloco cirúrgico adentro. Enfermeiros e médicos entravam apressados sem perceberem o homem que soluçava alto. O corredor virou para o marido e futuro pai uma fronteira solitária, onde ele nada mais era do que um estrangeiro invisível, faminto por qualquer notícia do outro lado de uma porta verde-água.

— Esperei essa mulher a vida inteira e vou perdê-la agora?

## Capítulo 2

# A menina mais bonita

Até onde a memória de Luciano alcança, Ana sempre foi a menina mais bonita do bairro Jardim das Oliveiras, em São Bernardo do Campo. Tinha doze ou treze anos quando seu coração começou a disparar cada vez que ela passava. Percebeu, então, que seu olhar bobo para ela na igreja não era só por causa dos hinos. A cantora o encantava para além da voz. Amigos, os dois passavam muito tempo juntos em passeios a shoppings, sorveterias e nos cultos, embora fossem de igrejas diferentes. A cada dia, Ana ocupava mais tempo nos pensamentos do vizinho, que a admirava em tudo, especialmente o sorriso cativante e a determinação ímpar. Demorou, mas aceitou; estava apaixonado.

De posse dessa certeza, o adolescente gordinho, de olhos miúdos e farto conjunto de covinhas nas bochechas e no queijo, juntou coragem para revelar a uma amiga seus sentimentos. Na verdade, queria testar a reação de Vânia, colega dele e de Ana, antes de se declarar.

— Ela não vai querer namorar um gordo! – conjecturou.

— Tem razão! – aquiesceu Vânia.

Porque era gordo, Luciano desistiu e se afastou.

Ana, sem saber da paixão do vizinho e melhor amigo, e sem corresponder, investia energia e tempo na música e passava os finais de semana em viagens para as apresentações em igrejas, hospitais e presídios. Por causa da agenda cheia dela, os encontros se espaçaram. Porém, quando a via passar, Luciano ainda a achava a menina mais bonita do bairro, tinha vontade de se aproximar e se lembrava que era gordo para merecê-la. Mas a esperança se mantinha brasa no coração rechonchudo.

Uma chama acendeu quando Ana o convidou para um show na Igreja Batista do Bairro Jardim do Lago, perto de onde moravam. Sem admitir nem diante do espelho sobre a expectativa de a noite virar encontro, Luciano caprichou no visual. Entre uma música e outra aproximou-se, momento em que Ana segredou ao amigo de infância:

— Estou namorando! Quase ninguém sabe ainda, mas tinha que lhe contar!

— Que ótimo! – ele respondeu.

O diálogo sem encaixe que se seguiu marcou nova distância entre os dois. "Mas é namoro recente, quem sabe, não vai pra frente?", pensou Luciano. Era a esperança em forma de brasa a manter aquecido o coração do rapaz. Outra chama poderia ter se acendido para virar fogueira se, seis meses depois, ao se encontrarem, Ana não tivesse revelado:

— Vou me casar!

— Já?

— É segredo, mas você é meu amigo e tinha que lhe contar. Estou grávida!

O rapaz não foi ao casamento.

# Capítulo 3

## A vendedora

Luciano encarou o casamento de Ana como o ponto final da pretensa história de amor, vendou os olhos para aquela que achava a menina mais bonita do bairro e os abriu para outras garotas. Ele descobriu que, mesmo gordinho, tinha atrativos. Enquanto saltava de namorada em namorada, Ana se determinava a construir um novo tempo em sua vida.

Grávida e recém-casada, ela sonhava cursar faculdade de Marketing, mudar-se do Brasil, aprender outro idioma e conquistar estabilidade financeira para se libertar dos tempos difíceis que a seguiam desde a infância. Em 2004, com o telemarketing em franca expansão no Brasil, engatilhado na privatização do setor de telecomunicações, especialmente da telefonia celular, ela pressentiu a chance de começar essa jornada e entrou para uma das gigantes do setor na época.

Das coisas que ela sabia fazer muito bem estavam cantar e vender. Eram meados dos anos 2.000 e o som gospel caía no gosto de milhões de brasileiros, com ídolos e fãs em todo o país, mas as gravadoras eram pouco amistosas com os anônimos, o custo de produção altíssimo e a música digital sem ainda ter assumido seu papel de democratizar a distribuição de conteúdo. Restavam aos artistas como a Ana os altares das igrejas, os encontros evangélicos, pagar pelos próprios CDs e peregrinar no anonimato até achar um lugar de destaque. Com o primeiro filho a caminho, o Danyel, coube à Ana dar asas ao seu outro grande talento: vender.

A necessidade e a prática eram suas escolas. Seu pai, o caminhoneiro paranaense Jove Cano, sofreu um AVC quando ela tinha onze anos. A mãe, dona Maria Socorro, não trabalhava fora porque o marido não deixava, e a aposentadoria que conseguiram junto ao INSS era ínfima. A previdência social do governo brasileiro desde aquela época não se importava com quanta comida restava na despensa dos segurados, por isso, à família cabia torcer pela rápida recuperação do Seu Jove, o que aconteceria se outro AVC não o combalisse.

Nesse período, começou a faltar comida.

— Mingau de fubá de novo? – perguntou Ana no jantar de segunda-feira, pois o farelo de milho tinha enchido os pratos da casa na hora do almoço.

Mal sabia a menina que o fubá seria o único alimento nos sete dias seguintes. Ao fim da semana, o invariável menu fez com que ela, caçula dos três irmãos, lembrasse dos copos de liquidificador que o pai tinha comprado para revender, mas seguiam estocados entulhando a casa. Ela colocou todos num saco plástico e perambulou pela vizinhança até não sobrar um. Assim, Ana e os dois irmãos, Samuel e Geiele, passaram a trazer o dinheiro que ajudava nas despesas da casa.

Nessa época, a família morava numa casa alugada em Diadema até que ficasse pronto o imóvel próprio, no bairro Jardim das Oliveiras, em São Bernardo do Campo. Quando o despejo se tornou inevitável por causa dos aluguéis atrasados, dona Maria Socorro decidiu se mudar para o local ainda em obras e teria paredes só com tijolos e chão sem piso se amigos da igreja não tivessem se unido para rebocar paredes e fazer o contrapiso. Quando Maria Socorro entrou na casa com o marido doente e as três crianças, faltavam portas e janelas, cujos vãos eram vedados todas as noites com pedaços de madeira.

No novo endereço, a mãe de Ana ganhou amigos e um emprego como diarista. Trabalhava todos os dias, de segunda a segunda, enquanto os filhos cuidavam da casa e do pai. O coração de mãe doía todas as manhãs ao deixá-los sozinhos, mas, com a renda extra, conseguia que comessem bem mais do que fubá. Após dois anos doente, Seu Jove sofreu o terceiro AVC e morreu.

A partida precoce do pai não apagou lembranças que Ana preferia esquecer, de quando ele ainda era saudável e forte, mas sua presença não trazia segurança à família, ao contrário, semeava dor e medo. Seu Jove passava até dois meses viajando e quando voltava consumia o tempo nos bares. Alcoolizado, transformava-se em um homem violento que tinha a mãe como alvo principal. Gritava, jogava tudo no chão, inclusive a comida. Os motivos eram todos que ele julgasse pertinentes. No último episódio, Ana assistiu ao pai empurrar a mãe contra o fogão. Sem se conter gritou:

— Para com isso!

Ele parou, contudo, ela decidiu, pequenininha, que não teria filhos para que não vivenciassem aquilo, caso ela se casasse com um homem violento.

## Capítulo 4

# A formatura

A menina que não queria ser mãe teve Danyel aos 18 anos e, sete anos depois, grávida de Biel, entrava para o bloco cirúrgico após quarenta e oito horas internada sem diagnóstico. Ela chegou ao hospital no fim da tarde de uma sexta-feira, vésperas de sua sonhada formatura em Marketing pela Faculdade Anhanguera. Náuseas e dores abdominais foram os primeiros sinais de que algo não ia bem e os colegas de trabalho decidiram levá-la ao pronto-atendimento. Durante a triagem, Ana garantiu à enfermeira que não era trabalho de parto, mas, talvez, intoxicação por causa de um cachorro quente que comera no meio da tarde, no trabalho.

Enquanto ela era atendida, Luciano dirigia para casa com a cabeça na formatura, no mesmo dia em que a da esposa, porém em Processos Gerenciais. Ele surpreendia-se toda vez que pensava na virada da vida que os levou juntos à faculdade, ao casamento e à gravidez. O toque do celular interrompeu os pensamentos de Luciano. Grazi, amiga de Ana, informou que ela ficaria internada, mas que não era nada grave.

A voz calma da Grazi permitiu que ele dirigisse tranquilo até o hospital. Luciano encontrou Ana com fortes dores, que atribuía a uma mescla da intoxicação pelo cachorro quente com a cirurgia de redução do estômago, feita há quatro anos. Certa de ser um efeito da bariátrica, ela própria tentava convencer o médico a assinar a alta, mas as dores voltaram no momento em que iam retirar o acesso para o soro.

— Não vou te dar alta! – sentenciou o médico.

— Mas doutor, amanhã é minha formatura...

— Amanhã terminou meu plantão e o outro médico decide se você pode ir para casa.

O plantonista prescreveu mais analgésicos e prorrogou a internação. Luciano foi para casa cuidar de Danyel com a promessa de voltar na manhã seguinte para buscar a esposa. Ambos tinham a certeza de que ela estaria bem para irem juntos colarem grau. Contudo, na manhã seguinte, as dores estavam mais intensas. Sem ideia da causa, os médicos dilataram a internação e pediram novos exames.

— Você vai à formatura, Lu!

— Não vou sem você!

Luciano não via sentido em pegar o diploma sem Ana ao lado, afinal, tinham percorrido juntos aquele caminho.

## Capítulo 5

## Vidas cruzadas

Após o casamento de Ana, Luciano focou no trabalho para ajudar a família já que o pai estava desempregado. Ele próprio achou que o telemarketing era destino natural, ou já era o zombeteiro do destino que já traçava algumas encruzilhadas do amanhã. Contratado pela Atento, logo nos primeiros dias de trabalho, ele reencontrou a vizinha que um dia tinha morado em seu coração.

Embora trabalhassem em turnos diferentes, viam-se diariamente. Terminava a jornada dela, começava a dele, e aproveitavam para colocar a conversa em dia, como na adolescência, porque o carinho não pede para ir embora só porque não se é possível ser só amigos, além do fato de que ser amigos nunca é "só".

A convivência diária fez de Luciano, de novo, o confidente de Ana. Era para ele que ela reclamava dos conflitos com o marido, indócil conquistador. O próprio Luciano já tinha visto as traições e não continha o sentimento de dó da amiga. Foi dona Maria Socorro, mãe de Ana, que revelou à filha sobre o caráter do genro e, após sucessivas brigas, perdões e separações, o casamento acabou. O divórcio coincidiu com nova proposta como vendedora em uma fábrica de colas e ela não só aceitou como, pouco depois, levou o currículo de Luciano, imediatamente contratado.

Os dois iam e voltavam ao trabalho juntos. O longo trajeto de ônibus entre os bairros Jardim das Oliveiras e Jordanópolis, em São Bernardo do Campo, era preenchido pelas confidências da falante Ana sobre namoros e paqueras. Luciano não se feria quando ela contava com os olhos brilhantes sobre uma nova paixão porque achava que já a tinha colocado como amiga em sua vida, além de se lembrar de que Ana tinha um filho. Ele convencera-se desde muito novo que não se casaria com uma mulher que tivesse filhos. "Eu não quero criar filho de outro homem. Deus vai preparar para mim uma mulher sem filhos", dizia-se em silêncio cada vez que seu coração ousava acelerar por Ana.

Quando os namoros de Ana se esticavam, Luciano também arrumava uma namorada só para confidenciar sobre o romance com a amiga. No fundo, ele sabia que queria enciumar aquela que aos seus olhos ainda era a menina mais bonita do bairro. Enquanto isso, amigos e familiares apostavam que entre os dois existia mais do que amizade. Ana troçava da ideia.

A vendedora eficiente e determinada tinha planos nos quais não cabiam outro casamento e mais filhos. Desejava se amar novamente e não tinha dúvidas de que precisava emagrecer. O peso prejudicava a saúde, por isso, após Luciano decidir pela bariátrica, ela criou coragem para fazer a cirurgia. Os dois operaram com intervalo de apenas quinze dias, por isso enfrentaram, de novo juntos, a convalescência do procedimento e as agruras do emagrecimento.

Na fábrica de colas, a dupla liderava a lista dos melhores vendedores e toda a empresa via em ambos mais do que amigos. Quando Luciano ganhou uma viagem a Salvador no concurso interno de vendas, um dos executivos da empresa quis saber se Ana seria a acompanhante, convicto de que formavam um casal. Envergonhado pela possibilidade dos sentimentos flagrados, Luciano reafirmou que eram amigos, e levou a mãe na viagem.

Ainda que não percebesse que ainda era apaixonado pela menina mais bonita do bairro, cada dia mais bela aos olhos dele, Luciano não hesitou em se inscrever para o processo seletivo em Processos Gerenciais na mesma faculdade que Ana tinha se inscrito nas provas para o curso de Marketing. Ambos foram aprovados, mas ele guardou segredo até o primeiro dia de aula e a surpreendeu ao final do expediente no trabalho.

— Vamos?

— Lu, você esqueceu? Não vou para casa, pois começo a faculdade hoje!

— Eu também!

A partir desse dia, a dupla saía de casa pela manhã e só voltava tarde da noite. Os cursos eram diferentes, mas o destino dava uma força para frequentarem algumas disciplinas nas mesmas salas.

O cansaço da jornada dupla levou Luciano a comprar o primeiro carro e o máximo que seu dinheiro alcançou foi um Corcel II, em estado duvidoso, mas que o libertava dos horários incertos e dos ônibus lotados do transporte público. Ana virou a caroneira fixa e ajudava a bancar a gasolina do possante bebedor. As jornadas diárias com Luciano eram uma eterna aventura para ela, porque a bordo do Corcel, tudo podia acontecer. Como um bom carro velho, morria nos piores trechos do caminho e só voltava a funcionar no tranco. Como Ana não sabia dirigir, cabia a ela empurrar, fosse dia, noite, sob chuva ou sol. Situações que fizeram com que os dois passassem a colecionar as mesmas derrotas e vitórias, sustos e gargalhadas.

A caminhada dos dois até a conclusão do curso passou veloz pela memória do vendedor e quase graduado em Processos Gerenciais enquanto a futura especialista em marketing tentava lhe convencer a ir sozinho pegar o diploma.

— Sem você, eu não vou! – repetiu.

O sábado se arrastou no hospital enquanto ambos nutriam pequena esperança de Ana receber alta, mas a hidratação e os analgésicos intravenosos já não davam alívio persistente e as dores voltavam mais fortes. Por volta das quatro horas da tarde Ana parou de sonhar com a cerimônia de formatura e passou a pensar com praticidade.

— Lu, acho que o bebê vai nascer e as roupinhas dele nem foram lavadas.

Comentários sobre o que precisa ser feito soavam em Luciano como ordem, por isso ele foi embora preocupado em não esquecer as orientações passadas por ela sobre como preparar o enxoval do Gabriel.

Ana observou o marido deixar o hospital e o orgulho tomou conta dela. Estava segura de que ele conseguiria resolver o que era preciso, porque uma das coisas que sempre a impressionou era a determinação dele em fazer o que tinha de ser feito, e do jeito certo. As lembranças dos sanduíches de frango e doces no departamento de vendas da empresa vieram fazer companhia a Ana naquele fim de noite no hospital.

Os pensamentos dela viajaram até o tempo em que encontrava Luciano antes das sete horas da manhã no ponto de ônibus do bairro. Horas antes, o jovem gordinho tinha sido um dos primeiros a chegar à padaria para comprar 30 pães de sal e voltado apressado para casa para rechear todos com a mistura de peito de frango desfiado e azeitona, ou peito de peru ou queijo e presunto, embalar e guardar tudo na térmica.

O casal aproveitava o trajeto de São Bernardo do Campo até Diadema para colocar o papo em dia. Ana, recém-divorciada, emendava um caso atrás do outro, de igreja aos novos relacionamentos. Luciano ouvia e opinava, mais ouvia do que opinava. A cada quinze dias, os dois também passavam numa loja para Luciano comprar chocolates e outras guloseimas. Tudo ia parar na gaveta dele, uma espécie de lojinha improvisada, pois, assim que chegou na empresa, Luciano percebeu que faltava uma lanchonete por perto e passou a vender os lanches para completar o orçamento. Em seis meses, o faturamento com comida era maior do que o salário. Além de caseiro, fresco e saboroso, o sanduíche enchia também o estômago de quem estivesse com os bolsos vazios, pois o rapaz tinha um sistema de crediário próprio, com o qual fidelizava a clientela. O dinheiro extra ajudava no orçamento da família e outras aquisições que o salário fixo não permitiria, como o primeiro computador, comprado nas Pernambucanas.

Quando ele entrou na loja à procura do equipamento, o vendedor não fazia ideia do que estava por vir. Tão logo escolheu e negociou o preço para pagamento à vista, Luciano sacou da mochila três potes de batatas Pringles cheios de moedas de R$ 1,00, que somaram R$ 1.100,00.

Esse homem inventivo e empreendedor, que Ana admirava tanto, se sentiu inexperiente e sem respostas diante das inúmeras opções de sabão na prateleira do mercado. Quando Ana lhe disse para escolher um neutro para roupas delicadas, ele imaginou existirem dois ou três produtos, no máximo, com essas características. Contudo, pelo menos uma dezena desfilava diante dos seus olhos e, pior, com variações sobre as quais a esposa não tinha falado. "Neutro e sem cheiro, não agride a pele delicada do bebê", leu em voz baixa. Deve ser esse. Pegou e colocou no carrinho do supermercado, mas resolveu conferir o rótulo da marca ao lado: "Testado dermatologicamente", leu e releu. Pegou esse e devolveu o que estava no carrinho para a prateleira. Outro informava em letras garrafais: "Protege as roupas do bebê por mais tempo". Trocou. "Possui ação antibactericida". Trocou. "Possui função amaciante." Preferiu esse. "Seguro para roupas de bebês de todas as idades." Melhor trocar, já que o filho poderia nascer prematuro. Por fim, concluiu que nunca conseguiria escolher com certeza e se dirigiu ao caixa com o último produto.

Em casa, Luciano separou as pequeninas peças, selecionou o modo lavagem delicada e colocou cada roupa com cuidado no tambor da máquina, para depois organizar um pouco a casa. No quarto, deparou-se com os trajes comprados para a formatura e se lembrou de como tinham se preparado para aquele instante que, agora, estava tão distante das preocupações deles. Sentado na cama do casal, lembrou-se de quando não queria gostar de uma mulher que já tivesse filhos e riu da própria asneira. "Quem ama, cuida", era o que ele pensava e sempre repetia para Ana.

Aquele "quem ama cuida" ecoava na cabeça dele como trilha sonora dos flashbacks dos cuidados que sempre dispensava à amiga, porque foi pensando nesse amor que morava no cuidar que tinha se descoberto de novo apaixonado. Uma pessoa pode desconfiar que gosta da outra e viver muito bem amiga dela, porém, quando essa certeza se aloja, a convivência muda completa e irreversivelmente. Foi o que aconteceu com Luciano, após dez anos como amigos, ver que era impossível sossegar dentro dele a vontade dizer a Ana o quanto gostava dela. O problema era ter coragem para se expor. E se ela não sentisse o mesmo? E se ela não quisesse namorar com ele? E se, a partir daí, surgisse um clima ruim entre os dois? E se não pudessem continuar indo à faculdade e ao trabalho juntos?

Luciano esperou pela sexta-feira, calculando que se Ana lhe desse um fora teria o fim de semana para se recompor e manter a rotina que tinham. Era tarde da noite e eles voltavam para casa quando ele estacionou o carro num local seguro e se dirigiu à amiga:

— Ana, posso te falar uma coisa? Descobri que sou seco mesmo com as namoradas, como você me disse, mas é porque eu nunca gostei de verdade delas. O problema é que eu gostei de uma só pessoa a vida toda, e essa pessoa é você.

Agarrada à mochila, Ana não conseguia encarar o amigo, desejando que ele parasse de falar. O problema é que, agora que tinha começado, Luciano não tinha freio. E se parasse, corria o risco de não voltar ao assunto e jamais saber se poderia um dia conquistar a menina mais bonita do bairro.

— Você é quem sempre amei, Ana! – respirou, e continuou – estamos envolvidos com outras pessoas, mas decide sua vida nesse fim de semana que vou resolver a minha e, se você quiser, a gente vai namorar.

Ana não conseguia raciocinar, quanto mais responder. Achava tudo estranho, mas não desgostava da ideia. Desconcertados, foram para casa em silêncio.

Luciano sentiu a reação positiva de Ana e isso foi suficiente para ele ir dormir com o coração acelerado, o estômago revirado e a cabeça rodando, como quem tivesse tomado um porre, e realmente estava embriagado, mas de um amor que queria experimentar desde a adolescência. A cabeça de Ana rodava e o rosto corava cada vez que se lembrava das confidências já feitas ao amigo, sem falar no sufoco da dúvida sobre o quanto o amava como homem.

Para a mãe de Ana, o amor viria naturalmente.

— Ele te conhece bem e poderá te fazer feliz! – respondeu Dona Maria Socorro naquela mesma noite, quando a filha chegou com a novidade.

Como combinaram, no fim da tarde de domingo Ana telefonou para Luciano com a resposta e, para alívio dele, ela queria tentar. Eles combinaram de levar Danyel, o filho de Ana, para lanchar. Mais atento ao playground do que ao novo casal à sua frente, o menino de seis anos ouviu do amigo da mãe:

— Danyel, você sabe que eu gosto muito da sua mãe não é mesmo? Gostaria de ter sua permissão para namorar com ela!

Com olhinhos assustados a dizerem que não tinha entendido bem o que Luciano queria, por via das dúvidas, Danyel respondeu:

— Não!

## CAPÍTULO 6

# Nasce Biel

A noite que deveria ter sido de comemorações pela formatura, Luciano passou sem dormir pensando em Ana no hospital e, tão logo o dia clareou, foi para lá na esperança que ela voltasse para casa. Ele estava na portaria quando o celular tocou e ouviu os gritos da mulher ao telefone:

— Lu, vem que tô morrendo!

E desde que entraram com ela no bloco cirúrgico, permanecia naquele corredor frio e solitário a desejar apenas que mulher e filho sobrevivessem. Luciano preocupava-se também com Danyel. E se Ana morresse? Claro que ele cuidaria do menino que já amava como filho. Lembrou-se do dia que, os dois estavam em um ônibus, e uma mulher ofereceu um biscoito. Tímido, Danyel olhou como quem pede permissão. Antes que Luciano respondesse, a mulher perguntou:

— Ele é seu pai?

O enteado consultou o padrasto com os olhos de novo.

— Sou! – respondeu Luciano, e se voltou para Danyel – Pode aceitar, filho!

A partir desse dia, estavam combinados. A quem perguntasse, eram pai e filho. Passado e presente, assim misturados, faziam Luciano chorar. Sentado em uma cadeira improvisada no canto do corredor, cabisbaixo, via as lágrimas pingarem próximas aos pés. A ideia de Ana morrer sem conhecer o filho lhe doía tanto quanto a possibilidade de Danyel ficar órfão. Gabriel nunca saberia o quão especial era a mãe, não teria na memória o cheiro e o sorriso dela e jamais saberia o que é ser embalado por uma canção interpretada por ela.

Treinado a elaborar respostas para as possíveis negativas dos clientes, o lado vendedor dele imaginava os cenários que a vida lhe reservava e, quanto mais pensava, maior era o desespero. Ao contrário dos que se imobilizam diante do medo, Luciano se agitou, se levantou e olhou para os lados a imaginar onde conseguir uma roupa esterilizada para entrar no bloco cirúrgico, porém um enfermeiro atravessou a porta:

— Terminou a cirurgia. Sua mulher está bem!

Atrás surgiu a incubadora deslizando sobre rodinhas e dentro dela um borrão de gente. Médicos e enfermeiros no comando daquela nave passaram por ele, de novo como se fosse invisível, não por descaso, mas sim porque tinham um bebê inerte e sem batimentos cardíacos. Luciano seguiu o carrinho de paredes transparentes pelo corredor, embarcou no elevador ao lado da equipe que se revezava em massagear o minúsculo tórax com as pontas dos dedos e segurar a máscara de oxigênio que escondia quase todo o rostinho. Atravessaram várias alas a passos rápidos até que a UTI Neonatal surgiu no final do corredor e todos entraram, menos ele. A porta do centro de terapia intensiva para recém-nascidos passou a ser sua nova fronteira, onde se tornou novamente invisível, de novo estrangeiro à espera de que algum cidadão do lado de lá lhe trouxesse notícias.

E se o Gabriel não resistisse e Ana não pudesse conhecer o filho? E se os dois morressem? Luciano estava entre o desespero e o desespero. Escolheu voltar para a porta do bloco cirúrgico atrás de mais notícias da esposa e se colocou, de novo, de plantão no corredor de antes. As lembranças de um passado próximo e feliz faziam farra dolorosa na mente dele. A notícia do namoro tinha sido recebida com tanta alegria por todos que o casal teve a impressão de que há muito empo o destino já tivesse cochichado com suas famílias e seus amigos sobre a peraltice que aprontaria. Para quem já tinha passado um terço da vida juntos e conhecia as delícias e azedumes um do outro, não carecia namoro longo. Luciano, que nunca foi o cara das coisas triviais, deixou para pedir Ana em casamento na volta de uma viagem que ela fez a trabalho ao Rio Grande do Sul. Feliz de quem desembarcou naquele domingo à noite no Aeroporto de Congonhas e pôde ver o homem de covinhas no rosto se ajoelhar com um buquê de rosas vermelhas diante da passageira e mostrar as alianças.

Logo após o sim de Ana, escolheram o próximo quatro de fevereiro como data da cerimônia e começaram os preparativos da festa, ao mesmo tempo que reformavam o porão em que iriam morar. Desde que começou a trabalhar, Luciano sonhava em construir um cantinho novo para os pais e o casamento antecipou esses planos. Decidiram construir mais um pavimento sobre a casa dos sogros, Seu José e Dona Fátima, e ele e Ana morariam no andar de baixo.

Por questões religiosas, o casal resolveu não ter relações sexuais até o casamento, mas a proximidade maior entre os dois com tanto a resolver em tão pouco tempo derrubou por terra essa ideia. Ana, que já tinha experimentado a gravidez não planejada, fazia uso de pílulas anticoncepcionais, já que começava sua carreira como analista de marketing numa empresa que adorava e, após a cirurgia bariátrica, já tinha feito uma abdominoplastia, ou seja, uma gravidez colocaria tudo a perder, além de ambos sonharem morar no exterior. Por fim, Luciano não alimentava o desejo latente de ser pai.

Mas a vida nem sempre se atenta aos planos particulares e dá seus pitacos nas histórias de cada um. Faltavam quinze dias para o casamento, Luciano dava os últimos retoques na pintura da casa e Ana telefonou:

— Preciso que você venha aqui, Lu!

Intrigado, ele largou os pincéis e foi encontrar a noiva na casa da sogra. Ela o aguardava com um pequeno presente. Quando desatou o laço, a chupeta de bebê indicava que teriam que tomar um caminho fora do roteiro.

— Estava tomando pílula, mas aconteceu. A segunda vez que me casarei grávida! O que vão pensar de mim? Descuidada, irresponsável? – chorava Ana.

Luciano, que tentava pensar com clareza diante da novidade, abraçou a noiva e decidiu que levariam o segredo até o altar. A cerimônia e a lua de mel foram maravilhosas como o casal planejou e, quando voltou, começou os preparativos para receber o segundo filho. O vendedor, que se sentia um pai completo com o enteado Danyel, embrenhou pelas desconhecidas etapas da paternidade, como pré-natal, ultrassonografias, escolha de enxoval e preparação do quarto. Mas, a grande novidade foi a compreensão de que o amor não é concreto e podia estar no que ainda não se tinha visto ou tocado, que morava no desejo latente do bem estar daquele ser quase invisível, cuja aparência só se podia imaginar, cuja existência era exclusivamente um volume no ventre na esposa e a vida se explicitava apenas no remexer que ele não podia sentir. Um amor sem medidas e pelo qual moveria montanhas. Muito antes de o Biel nascer, Luciano percebeu que, se preciso, tentaria mudar a órbita da Terra para fazer o filho feliz e nem imaginava o que estava por vir.

No solitário corredor do hospital, diante de uma porta que nunca mais se abria, Luciano concluía que se o amor dele pelo Gabriel era grande antes, agora era infinito, embora nada conhecesse do pequeno que lutava pela vida na UTI.

— Você é parente da paciente? A voz fez o coração saltar e, ao levantar os olhos, encontrou o homem de uniforme verde-água, ainda com touca da mesma cor e expressão abatida. Teve medo das notícias:

— Sou marido. Como ela está?

O infinito tem mania de ocupar o tempo entre a pergunta e a resposta que se teme, como os segundos que o cirurgião gastou para observar o pai abatido e responder:

— Está bem, mas ficará na UTI. Ela sofreu um volvo intestinal. As pessoas chamam de nó na tripa, que pode ter acontecido por vários fatores ou se agravado com a pressão do bebê. Ainda bem que fizemos a cesárea, caso contrário ambos poderiam morrer a partir de uma infecção grave.

— A Ana corre risco?

— Sempre existe o risco de se repetir, mesmo porque quando desatei a alça, o intestino ficou rosa novamente e só dei um ponto no local. Vamos observar.

Lágrimas de alívio escorreram pelo rosto de Luciano e o médico colocou uma das mãos no ombro dele para dizer o que sabia, não sobre a dor, mas sobre o tamanho do amor:

— Meu caro, acabei de ser pai e se eu visse meu filho nascer morto como o seu talvez eu não tivesse um milésimo da sua força! Agora vamos à UTI-Neonatal ter notícias do bebê.

De repente, Luciano não se sentia mais só e desamparado e os dois caminharam juntos para o andar superior, onde Gabriel começava sua luta pela vida.

## Capítulo 7

# O pequeno guerreiro

Assim que voltaram da lua de mel e noticiaram a gravidez para a família, Luciano e Ana iniciaram o pré-natal e fizeram a primeira ultrassonografia. Além de que parecia ir tudo bem com o bebê, o casal soube que possivelmente era um menino. Foi inevitável não pensar em nomes.

Toda a família dava palpites, inclusive Danyel, até que chegaram a três nomes: Miguel, Emanuel ou Gabriel, todos personagens bíblicos. Escolheram Gabriel que, pela história do cristianismo, foi o anjo guerreiro de Deus, enviado por Ele para anunciar à Maria que estava grávida de Jesus. Luciano e Ana ainda não faziam ideia de que o filho precisaria ser destemido e dono de uma fé tão grande que, em alguns momentos, ajudaria a sustentar toda a família.

A definição do nome muitas vezes materializa o bebê, especialmente para o pai e os irmãos, já que ninguém sente como a mãe a concretude de que um ser humano em formação em suas entranhas. Contudo, na medida em que a barriga de Ana despontava, Luciano se sentia ainda mais estranho e alheio à experiência.

— Amor, conversa com o bebê? – pedia a esposa, expondo o ventre para que o marido acariciasse.

Qual futuro pai negaria um pedido desses? Luciano atendia, mas guardava para si a esquisita sensação que o papo com o invisível lhe causava. Talvez por perceber isso, cada vez que sentia o bebê mexer, Ana colocava a mão dele no lugar. O marido cumpria o protocolo, mas mentalmente se perguntava se a parte que mexia era o pé ou o cotovelo. Era tudo muito abstrato para um homem acostumado a lidar com os números.

O que Luciano não podia imaginar é que a primeira vez que visse o filho frente a frente não poderia senti-lo, pele com pele. Na incubadora, intocável e entubado, Gabriel agora era concreto, visível, mas inalcançável. O pai desejou o bebê ainda no ventre de Ana, aquecido na medida certa e pulmões amadurecendo para respirarem sozinhos. Era impossível não se lembrar dos dilemas para a escolha do nome e orou para que o menino fosse tão forte quanto o arcanjo de Deus. Justo nas incertezas, o cara das coisas concretas e se sentia pai:

— Lute, filho! Lute Biel!

# Capítulo 8

# Tempo de amadurecer

O parto do Biel virou página em branco na memória de Ana. As dores minutos antes da cesárea a impediam de pensar ou mesmo entender o que acontecia.

— Vire-se! – ordenou a enfermeira enquanto preparava a injeção.

— No bumbum dói menos. Isso vai ajudar a amadurecer os pulmões do bebê.

A dose dupla de dexametasona é a última lembrança dela até acordar na Unidade de Terapia Intensiva, onde sua primeira pergunta foi sobre o estado de saúde do filho.

— Está na UTI-Neonatal e respira com ajuda de aparelhos, mas estável – respondeu um enfermeiro, mas, somente mais tarde, durante a visita de Luciano, ela se tranquilizou ao ver no celular a foto do seu pequeno guerreiro.

Foram cinco longos dias na unidade, sem a companhia do marido e recebendo notícias do filho pelo pessoal do hospital, por isso, quando foi transferida para o quarto, Ana só queria ir à UTI-Neonatal. Diante da incubadora, onde o menino tinha o rosto coberto pelo respirador e uma sonda gástrica no nariz, a enfermeira a orientou a colocar uma das mãos dentro do berço aquecido e tocar nele. Pelo outro buraco, Ana aproximou o rosto e falou baixinho:

— Gabriel, mamãe está aqui. Você é forte, filhinho! Você é forte!

Ana acariciava com as pontas dos dedos a pele fininha, olhos fixos no subir e descer do tórax para respirar. Seus olhos marejaram pelo medo de perdê-lo e, sem perceber, ela cantarolou baixinho:

*Tu reinas*
*No trono dos céus*
*A criação se prostra*
*aos teus pés.*
*Tu reinas*
*vestido de glória*
*os anjos te adoram*
*aos teus pés...*

A voz da mulher na cadeira de rodas debruçada sobre a incubadora se espalhou pela UTI cheia de bebês e fez chorarem outras mães, algumas naquela jornada de incertezas há mais de meses, outras no começo.

As primeiras visitas ao filho foram curtinhas porque Ana sentia dores fortes no extenso corte da cirurgia, mas ela podia fazer a ordenha para que seu leite fosse dado ao menino. Cada vez que entrava na UTI, ela sentia mais medo por não perceber evoluções no quadro. Os médicos explicavam que tudo que era possível já tinha sido feito e que restava esperar o bebê reagir.

Tudo isso era doloroso para Ana e Luciano, mas nada se comparou ao quinto dia, quando ela teve alta. Ela as coisas com um aperto no coração, mas quando pegou a mala do filho com as roupinhas intactas não segurou o choro e Luciano, que tentava ser forte, foi arrastado pelo pranto. Os dois se abraçaram e caminharam até à UTI-Neonatal para se despedirem do filho.

Na manhã seguinte, Ana começou a rotina que se repetiria por mais de mês. Ela chegava ao hospital às nove horas da manhã e ia embora às dez horas da noite, prazo limite da UTI. Passava o tempo todo ao lado do Biel e todos os dias cantava baixinho com o rosto encostado na incubadora, quase sempre a mesma música.

Desse tempo, Ana levou uma lição que a prepararia para os desafios: ter otimismo e comemorar todas as vitórias, não importava o tamanho delas. Os pequenos movimentos do bebê, ainda que fossem reflexos, eram grandes sopros na esperança dos pais, qualquer milímetro a mais de leite materno consumido e míseras gramas de peso ganhas arrancavam sorrisos. No mundo estéril de respiradores artificiais, sondas, monitores cardíacos e oxímetros, pacientes e pais viravam uma família e, como tal, compartilhavam histórias, sofrimento e alegrias. Cada bebê desentubado era uma festa coletiva e renovava as forças daqueles que esperavam sua vitória. Da mesma forma, quando uma criança morria, todos choravam, pela dor alheia e pelo medo de serem os próximos.

Sempre que possível, Luciano passava para ver o filho antes de ir ao trabalho, quando deixava Ana no hospital. O vigésimo quinto dia de UTI foi um desses em que ele foi a primeira visita do Gabriel, enquanto a esposa esperou do lado de fora. Minutos depois, Ana o viu voltar apressado e chorando pelo corredor. Ela sentiu o corpo gelar enquanto ele caminhava na sua direção.

— O que aconteceu? – perguntou aflita.

— Vai lá dentro! – foi o que Luciano conseguiu responder enquanto escondia o rosto, e o choro, com as mãos.

Ana correu para a UTI, onde viu Biel sem o tubo e respirando normalmente. A médica explicou que o menino puxou os canos e, antes de entubá-lo novamente, a equipe decidiu observar e a saturação se manteve. O bebê respirava sozinho e Ana é quem mal conseguia puxar o oxigênio pelas narinas, entre o choro e a oração, cercada em seguida por um abraço coletivo das outras mães.

O extubar do Biel abriu um mundo de novas experiências para Ana. Três dias depois, quando chegou pela manhã na unidade, a médica a chamou para conversar. O papo com a intensivista de uma UTI Neonatal sempre começa com o coração da mãe disparado.

— Mãezinha, hoje você vai pegar seu filho no colo.

Entre o medo e a euforia foi um pulo, e toda a felicidade que Ana sentiu sequestrou seu ar, como se os dois não coubessem dentro do peito dela. Mal conseguia ouvir as orientações da médica como segurar o menino e os cuidados que deveria ter, porque seu desejo era se levantar e correr para o berço. Vinte e oito dias após nascer sem batimentos cardíacos, Gabriel foi aninhado nos braços da mãe, que baixou o rosto numa carícia na cabecinha dele, cheirou lentamente para captar para sempre cada segundo daquela sensação e cantou baixinho a música de sempre, "Maravilhado". Maravilhada estava Ana pelas vitórias até ali. Olhar para trás a fazia perceber que não existem obstáculos intransponíveis quando se tem fé.

As fotos de Ana com o Biel no colo chegaram no celular de Luciano, no trabalho que, a partir daí, não conseguiu se concentrar. A cada imagem nova, ele ia à mesa de um colega mostrar o filho e, algumas horas depois, o telefone parecia ter ganhado pernas, passeando de mão em mão pela empresa.

A partir desse dia, com orientação dos médicos e enfermeiros, mãe e filho entraram numa rotina de aproximação, conhecimento e aprendizado. Ana podia pegar Biel no colo três vezes ao dia e mantinha a ordenha porque ele ainda se alimentava por meio da sonda. Ela sabia que esse era o procedimento para seu menino sair da incubadora para o berço, outra conquista muito aguardada pelas mães de UTI. A senha para esse momento era o médico pedir que trouxessem as roupas do bebê, já que usa só fraldas na incubadora.

Às vésperas de Biel completar um mês vida, as enfermeiras finalmente pediram suas roupinhas. Ao ir para o berço, o menino também passou a mamar direto no peito e os dois começaram outra fase de adaptação e a batalha para que ele atingisse os dois quilos. Apenas cem gramas o distanciava da meta, mas, acostumado à sonda gástrica, o bebê se cansava ao mamar e adormecia, o que obrigava Ana a embrenhar pelos artifícios para despertá-lo e fazer com que voltasse a sugar o peito. Ao final do dia, na hora da pesagem, o ponteiro subia vinte gramas e, de vinte em vinte, ao final de cinco dias, Biel atingiu o peso para a alta hospitalar.

Trinta e cinco dias após ver o filho entrar com coração sem bater naquela UTI e sem saber se a esposa resistiria no bloco cirúrgico, Luciano saiu com os dois vivos e saudáveis, para finalmente terem algum sossego em família. Danyel esperava ansioso em casa. Ana caminhou pelo corredor cantarolando baixinho "Maravilhado".

# Capítulo 9

## A bomba

A alta do Biel foi uma experiência incrível para Luciano, ansioso para vivenciar a vida de um pai normal, às voltas com as fraldas e até as cólicas. Ele sentia que estava pronto para as noites mal dormidas e as golfadas azedas em sua roupa quando estivesse saindo para ir trabalhar. A única recomendação dos médicos era cuidado com as doenças respiratórias, já que Biel ainda não tinha os pulmões fortalecidos.

Os primeiros dez dias em casa foram os mais tranquilos da família, com ajuda constante dos avós. Mas, numa tarde qualquer, o telefone tocou:

— Boa tarde! Gostaríamos de falar com os responsáveis pelo Gabriel Cano Oliveira.

— É Ana, mãe dele.

— Senhora, saiu o resultado do teste do pezinho do seu filho e deu uma alteração. Precisamos refazer.

A mulher cumpria o protocolo e, sem detalhes, orientou onde levar o bebê para nova coleta de material.

Diante do telefonema vago e pouco empático, Luciano e Ana foram tomados por muitas perguntas, poucas respostas e medo. Cada vez que olhavam para o filho caçula, pedacinho de gente que não recheava as menores roupas, se perguntavam o que havia de errado. Seriam sequelas da prematuridade?

Nova coleta, mais choro, mais ansiedade e nenhuma explicação. A resposta viria em uma carta endereçada à casa dos pais. Para lá o casal voltou e se confinou com o bebê que, aparentemente, era saudável. Pouco mais de dez dias depois, numa terça-feira, chegou um telegrama com orientação para que agendassem consulta no telefone indicado, onde a família receberia informações sobre o resultado do novo teste. Luciano e Ana sentiram-se de novo tontos e perdidos, como se a rotação da Terra estivesse acelerada. O agendamento foi para três dias depois, que pareceram dez, ou cem...

Para aquela consulta, que foi em São Paulo, levantaram cedo e pegaram a estrada. Luciano dirigia, enquanto Ana ia no banco de trás com o filho no colo. Sem ideia de qual alteração tinha sido detectada no Teste do Pezinho, o casal elencava possibilidades:

— Nossa amor, será que ele tem alguma deficiência? – conjecturou Luciano.

— Não. Confie em Deus e não sofra por antecedência! – retrucou Ana.

Quase uma hora depois, o carro da família entrou na tranquila e arborizada rua do endereço anotado. Alguns metros percorridos e avistaram um muro preenchido com grafites de temas infantis e cores fortes, seguido pela grade azul claro que permitia ver o conjunto de prédios ao fundo, também com parte da fachada ilustrada. Na porta, vans de prefeituras e particulares, táxis e carros com placas de diversas cidades estacionados revelavam que ali era um lugar de gente de todos os cantos, certamente em busca de respostas e, principalmente, esperança. O ambiente alegre dado à fachada cumpria seu papel de dizer que talvez as notícias não fossem tão ruins. Mas, o medo voltou a assombrar o casal diante do rosto taciturno da recepcionista. Em tom lacônico, ela pediu os exames e, na sequência, indicou o consultório. No rosto dessa recepcionista e em todos os que encontrou pelo caminho, Luciano procurou por um olhar, um olhar apenas, que dissesse "vai ficar tudo bem", contudo todos pareceram robôs, incapazes de expressar um sorriso alentador que fosse. "Talvez no consultório", pensou o pai.

No consultório, a médica, que sentada atrás da mesa estava e ficou, indicou as cadeiras à frente aos pais. Se ela se apresentou com nome e especialidade, eles nunca se lembraram. A memória deles registrou apenas a voz seca e dura a perguntar o histórico de Biel, da gravidez ao nascimento. Luciano e Ana responderam com detalhes sobre a gestação tranquila até o parto prematuro. Quando a médica inquiriu sobre os procedimentos na UTI, os pais começaram a falar do medo de perderem o filho, da angústia da lenta evolução e das alegrias das pequenas vitórias, mas a doutora cortou a fim de esclarecer que tais detalhes não faziam diferença e, no ápice da impaciência com o casal prolixo, abreviou o encontro com o diagnóstico:

— Parabéns! Vocês foram premiados com uma bomba. O filho de vocês nasceu com uma doença chamada anemia falciforme. Qual de vocês tem negros na família? Era como se a primeira parte da informação tivesse sido apagada pela culpa da cor da pele. Sem compreenderem que naquele momento não fazia diferença saber de qual lado vinha o "defeito", Luciano e Ana responderam sobre seus antecedentes.

— Na minha família quase todos são brancos... meu pai é mais escuro... – tentava se lembrar Luciano.

— O pai da minha mãe era negro... e temos outros negros na família – respondeu Ana.

Como se não escutasse, mesmo porque a informação pedida não se fazia tão necessária naquela hora, e sem uma dose sequer de doçura na voz, nos olhos ou nos gestos, a médica prosseguiu:

— Essa doença é de negros e não tem cura. A partir de hoje, qualquer febre ou qualquer coisa que ele sentir, corram para o hospital. Nunca mediquem, porque ele pode morrer a qualquer momento. Entenderam?

Os pais assentiram com a cabeça, embora não tivessem entendido muita coisa, e a doutora passou a descrever a doença com termos técnicos sobre os quais nunca tinham ouvido falar. Hemácias em forma de foice, sequestro isquêmico, vaso oclusão, crises de dores, acidente vascular cerebral, necrose no fêmur, priapismo e, por fim, a única informação que compreenderam inteira:

— O filho de vocês nunca será uma criança normal. Ele não vai poder correr, nadar na piscina ou no mar, e muitas outras coisas. Ele terá que tomar injeções de Benzetacil a cada 21 dias para ter mais imunidade.

Luciano sentiu arrepios e olhou Biel no colo da esposa. "Como um menininho daquele tamanho ia enfrentar uma injeção de Benzetacil?", foi a primeira pergunta indignada que lhe passou pela cabeça. A segunda foi "em que momento essa mulher dará boas notícias?" ou, pelo menos, "falará de tratamentos e soluções?". "Meu Deus do céu! Não existe saída, nem cura!". A médica, que não podia ler esses pensamentos, encerrou a consulta com a pergunta:

— Vocês têm alguma dúvida?

# Capítulo 10

## O mundo no chão

Ana e Luciano, com Biel no colo, deixaram a sala cheios de dúvidas, mudos e amedrontados. O casal nunca se lembrou o tempo que demorou para achar a saída, nem por quem passou pelo caminho. Poderia ter cruzado com um elefante sem perceber, porque uma estranha dor o sequestrava para o pior lugar do mundo: a certeza de o filho pode morrer a qualquer instante.

No passeio cercado pela fachada colorida que deveria inspirar alegria, Luciano se sentia em um túnel escuro e sem fim. Em pé, alheio a quem entrava e saia, ele abraçou Biel e chorou alto, mais alto do que naquele corredor de hospital cinquenta dias antes, quando não sabia se o filho e a mulher sobreviveriam. As pessoas desviavam-se do homem que impedia a passagem e o observavam, entre curiosas e penalizadas, enquanto Ana tentava acalmar o marido. Ninguém parou.

O trajeto de volta para casa começou com o silêncio constrangedor em que todas as palavras são excesso. No meio do caminho, os soluços de Luciano voltaram e encheram o ambiente.

— Calma amor. Deus deu ele para gente e vai nos ajudar a cuidar dele – interveio Ana.

— Eu acredito, mas tenho medo! – respondeu Luciano, olhos fixo da estrada.

Vez ou outra, ele fitava o filho pelo retrovisor e era tomado pela urgência de chegar em casa e se conectar à internet para pesquisar sobre a doença que o ameaçava. "Talvez não seja tão ruim, talvez tenha um jeito", pensava. Além de que queria ligar para o hospital em que Gabriel deveria ser cadastrado para acompanhamento. Segundo a médica para lá eram encaminhadas as crianças com doenças hematológicas.

— Na minha família não tem negro para ter essa doença – disparou Luciano.

Ana encarou o marido pelo espelho por alguns instantes e, em voz alta, enumerou os parentes negros. A cada que citava, sua voz apagava um pouco, seus olhos ficavam opacos, a boca afinava numa linha de tensão e os ombros se encurvavam para frente como a formarem uma concha de proteção sobre o bebezinho no colo, e também pelo peso da culpa de ter guardado para ele tão amarga herança. A discussão sem propósito tomou conta do tempo na volta para casa, quando eles deveriam se ocupar de pensar em como lidar com um filho que precisaria de cuidados adicionais. A questão é que ambos sentiam urgência de se livrarem da responsabilidade de uma doença que a médica tinha distribuído no início da consulta. Luciano e Ana só perceberam bem mais tarde que tinham comprado fácil demais a culpa e a discórdia, enquanto deveriam ter cobrado informações claras e objetivas da profissional de saúde. Muito tempo depois, acharam sorte nunca mais a terem visto nem se lembrado seu nome.

# Capítulo 11

## Mundo novo

A ideia de que tinha uma bomba em casa passou a perseguir os pais de Biel, assim como o medo de que ela explodisse. O que eles poderiam fazer para não a detonar? E se acontecesse, como agir? Se esse viver nesse escuro tirava o sono dos pais, o pouco conhecimento que colhiam na internet parecia filme de terror.

— Amor, aqui diz que a criança com falciforme pode ter uma mão maior que a outra – contou Luciano a Ana, olhos assustados a percorrerem a tela do computador.

— Jesus! Será que com todo bebê é igual? – perguntou Ana enquanto trocava a fralda do menino. Ela observou a pele branquinha e aveludada, a boquinha vermelha e desenhada e os salientes olhos negros. Se não fossem peso e estatura abaixos do normal em comparação com uma criança nascida a termo, Biel não tinha evidências da grave doença que carregava.

Quando Luciano conseguiu falar no hospital e soube que teria que esperar dois meses para a consulta, decidiu procurar um médico do plano de saúde. Ele já intuía que informações e orientações corretas seriam a corda que precisavam para sair do fundo do poço em que se sentiam, por isso, abriu o livro de médicos conveniados, telefonou para vários e conseguiu um agendamento para a mesma semana.

No dia marcado, cheia de expectativa e uma grande lista de perguntas, a família partiu atrás das respostas em São Caetano, cerca de uma hora e meia de viagem de onde morava. Na sala de espera, bisbilhotavam conversas na intenção de descobrir pacientes ou pais de crianças com anemia falciforme. Ninguém citou a doença até que foram chamados.

O sorriso acolhedor e a voz calma da médica gentil foram como sombra e água fresca após longos dias no deserto para aquela família sedenta de cuidado. Luciano colocou sobre a mesa a coleção de envelopes com laudos e exames e, na sequência, os dois resultados do teste do pezinho.

— Disseram que nosso filho tem essa doença – começou a falar como quem espera discordância – e viemos aqui para a senhora dizer para gente se existe tratamento, porque estamos desesperados... Os olhos ainda naufragavam nas lágrimas, a voz perdia força e o raciocínio embolava cada vez que Luciano tinha que falar sobre a misteriosa doença do filho. A médica percebeu a emoção desnorteante do pai, olhou os exames para ganhar tempo e prosseguiu:

— E alguém recomendou um homeopata? Luciano e Ana entreolharam-se confusos.

— Disseram que o homeopata trata a anemia falciforme – Luciano se antecipou, a certeza inicial indo embora.

— Não. É o hematologista. Só posso prescrever algo para aumentar a imunidade dele – explicou carinhosa.

Luciano e Ana entreolharam-se de novo, e riram. A médica amparou a testa com uma das mãos, cotovelo sobre a mesa, e seguiu o riso do casal, e o consultório foi tomado por gargalhadas. Apesar de cômica, a situação era o maior flagrante da desinformação dos pais e do quanto estavam despreparados para cuidar do filho. A confusão ao buscarem um homeopata ao invés de um hematologista desnudava um sistema de saúde público incapaz de, no mínimo, se comunicar adequadamente com a família do paciente, quiçá orientá-lo nos cuidados essenciais para preservar a vida.

Além de fazê-los rir após dias de choro, o fora com a homeopata acabou por convencer Luciano e Ana a esperarem o agendamento no tal hospital referência no tratamento da anemia falciforme. Quando finalmente chegou o dia da consulta, a família viajou novamente à capital paulista em busca de informações, e esperança. Com o passar do tempo e muitas pesquisas na internet, os pais acumularam mais dúvidas, porém entenderam que era preciso questionar aos médicos, já que a vida do Biel ia depender de agirem corretamente quando ele tivesse as crises.

A consulta começou de novo com a história de gestação e o nascimento prematuro do menino até o resultado do teste do pezinho. O residente em hematologia que os atendeu foi mais hábil em explicar o que era a doença e o que ela poderia acarretar a curto, médio e longo prazos. Novos exames foram pedidos, inclusive dos pais, e revelaram que anemia falciforme de Biel era do tipo SBeta 0 Talassemia, que Luciano tinha o traço da anemia falciforme e Ana o traço talassêmico. As características clínicas nesse tipo da doença são bem fortes e com muitas dores.

Uma esperança brilhou no fim daquele túnel escuro que Luciano se sentia quando os exames apontaram que o menino ainda tinha muito sangue fetal em seu corpo e o médico disse que ainda não era possível atestar que o filho dele tivesse a doença ou o traço. Era preciso esperar seis ou sete meses para ter uma conclusão e, enquanto isso, Biel tomaria injeções de Benzetacil a cada 21 dias. Outro alívio é que, embora fossem necessários cuidados com quedas bruscas de temperaturas e evitar água fria, o menino poderia frequentar a escola e viver como uma criança quase normal.

Só não eram normais os dias da família, aterrorizada pelo fantasma da primeira crise, já que não se podia precisar quando aconteceria. Ana e

Luciano sabiam que tinham que tomar cuidado para o bebê não desidratar, nem sofrer choques térmicos, além de que qualquer alteração pedia a ida ao pronto-atendimento para avaliar se era ou não a crise.

A tal primeira crise, de acordo com o médico e todas as informações que Luciano colhera na internet, seria a Síndrome mão-pé, quando essas extremidades inchariam tanto que os dedinhos se pareceriam com salsichas. Nesse caso, ocorre o entupimento dos pequenos vasos sanguíneos das mãos e dos pés, o que causa o inchaço e a vermelhidão no local e a dor lancinante. Isso ocorre porque as hemácias nas pessoas com a doença têm a forma de foice e são mais rígidas, quase inflexíveis, portanto, não conseguem circular direito. Outra complicação grave para quem tem a anemia falciforme é o chamado sequestro do sangue no baço, que é quando, também por causa da inflexibilidade das hemácias elas podem ficar retidas em grande quantidade nesse órgão, causando seu inchaço e falta de sangue em outras partes do corpo, como cérebro e coração.

— Pode matar em poucas horas – alertou o residente.

Por isso era muito importante que Luciano e Ana verificassem todos os dias se o tamanho do baço do bebê, conferir se estava inchado.

— Papai, mamãe, na hora do banho, vocês medem dois dedos abaixo da costela – o estudante de hematologia demonstrava no corpinho do Biel – e aqui está o baço. Vocês apalpam e conferem se está do tamanho normal. Esse tamanho é o normal. Apalpem para ver.

Os dedos dos pais seguiram o gesto do médico. Luciano e Ana balançaram afirmativamente a cabeça, aterrorizados com a ideia de que a sobrevivência do filho dependesse de eles saberem se o baço estava normal. Até aquele momento da vida, ambos tinham se preocupado tão pouco com o baço e suas funções, até mesmo nas aulas de biologia. Encararam-se com medo, mas calados. A partir daí, aquela que deveria ser a prazerosa hora do banho do bebê virou angústia.

— Amor, olha aqui, está normal? – perguntava Ana todos os dias a Luciano enquanto dava banho no Gabriel.

— Eu acho que está normal! Não vejo nada diferente – ele respondia enquanto média com os olhos dois dedos abaixo das costelas do menino.

Outro sintoma importante de que algo não estava bem era a pele amarela, mas qual seria o tom da doença na extensa paleta de amarelos que podem acometer a cútis de um ser humano.

— Amor, estou achando o Biel amarelo.

Era Ana telefonando para Luciano no trabalho.

— Será que esse menino está mais amarelo? – era Luciano numa manhã de domingo a brincar com o filho na cama.

As dúvidas e o medo não davam trégua e confundiam a família e também aos médicos dos serviços de pronto-atendimento, a maioria despreparada para lidar com uma criança com anemia falciforme.

Mesmo atentos, os pais esperançosos se convenceram da possibilidade de merecerem um milagre e que Deus faria que Biel nunca tivesse uma crise. A fé é que lhes concedia doses de calma e alegria no cotidiano para esquecerem o garotinho era uma bomba.

# Capítulo 12

## O que tem esse menino

Biel tinha dez meses quando Luciano chegou do trabalho e encontrou Ana tensa com a irritabilidade do filho. Desconfiou que fosse cólica e recorreu ao seu truque mais eficaz: muito chá de maracujá e deitá-lo de bruços sobre a barriga dele. Deu certo. O menino dormiu.

Passavam das onze horas da noite quando a casa acordou com o choro de Biel, um choro que se intensificou com o passar do tempo. Luciano e Ana conferiram mãos e pés e não estavam inchados. Uma hora depois, por causa dos gritos desesperados do bebê, decidiram levá-lo a um hospital no centro de São Bernardo do Campo.

Na triagem, e mais tarde no consultório, os pais avisaram que o menino tinha anemia falciforme, mas o médico descartou que fosse a tão temida crise, diagnosticou como gases, já que o abdómen estava distendido, medicou com antiespasmódico e recomendou à família ir para casa. Embora inseguros, Luciano e Ana queriam tanto acreditar nos gases que acataram.

Mas Biel não parava de chorar e os gritos pareciam com os das cólicas intestinais. Eram três horas da madrugada quando, sem suportar o sofrimento do bebê, o casal foi a uma Unidade de Pronto Atendimento que, por ser pública e receber pessoas com diversas doenças, imaginaram mais preparada para cuidar ou pelo menos dar melhor encaminhamento a uma criança com anemia falciforme. O médico garantiu não ver nada anormal, receitou mais antiespasmódico e liberou o pequeno paciente, aos gritos.

Eram oito horas da manhã e após quatorze horas de dor e choro intermitentes sem diagnóstico e, sem fechar os olhos para descansar, o casal procurou o posto de saúde do bairro. Biel tinha trocado os gritos por urros desesperados e Ana passou a chorar junto. A médica que os atendeu admitiu não fazer ideia do que acontecia, por isso recomendou que buscassem ajuda no hospital da capital paulista onde a criança tinha cadastro. A família pegou a estrada na mesma hora.

No hospital referência, os médicos concluíram que Biel estreava sua crise da anemia falciforme e ele foi internado para que a dor fosse controlada com generosas doses de morfina. Algumas horas mais tarde, os dedinhos das mãos incharam ao ponto de não ser possível flexioná-los e os pais, com os olhos marejados, viram materializado um dos sintomas da doença.

Ana ficou com Biel durante os sete dias de internação enquanto Luciano trabalhava e a mãe dela cuidava de Danyel. A proximidade com crianças com doenças raras e seus familiares deu à ela a dimensão mais real do que iam enfrentar, além de que a ocorrência da primeira crise jogava por terra a ideia de que o filho tinha a forma branda doença. Mesmo assim, ao voltarem para casa, ela e Luciano tentaram se convencer de que seria só aquele episódio e que Deus operaria esse milagre. Dias depois, Biel teve a segunda crise.

Na medida em que as crises se intensificaram, os pais conquistaram algum treino em identificá-las, fosse pelo inchaço das mãos ou dos pés, febre, dores ou pela pele pálida, contudo, saber que era uma crise e socorrer a tempo não aliviava o sentimento de impotência. No dia que Biel completou um ano de vida, em cinco de agosto de 2013, Luciano e Ana deixaram o hospital após mais uma internação, emocional e fisicamente exaustos, perdidos num labirinto de dores sem controle e, ao chegaram em casa, foram surpreendidos com uma festa para o bebê. Enquanto celebravam, não deixaram de reparar que o menino evitava tocar as coisas com uma das mãozinhas, ainda inchada, sempre guardando-a nas costas como se quisesse protegê-la. Os pais entreolharam-se penalizados e, na hora de apagar a vela do bolo, em silêncio, cada um desejou que tivesse sido a última crise.

Em meio aos alegres convidados, uma mulher não sorria. Tia Aparecida, irmã da mãe de Luciano, sofria desde o diagnóstico da anemia falciforme porque conhecia de perto a luta de ter um filho especial. Sua caçula, Alessandra, nasceu com paralisia cerebral e má conduta motora direita, numa época em que a saúde pública era restrita e poucos tinham planos. Ela embarcava em ônibus quatro vezes por dia para que a menina tivesse acesso às terapias que lhe dariam mais chances de desenvolvimento, alguma qualidade de vida e o mínimo de independência.

Tia Aparecida sentia-se meio mãe do Luciano e, portanto, um pouco avó do Biel, já que tinha ajudado a criar o sobrinho porque morou com a Fátima, a mãe dele, quando era solteira. Como milhões de retirantes nordestinos, ela deixou São José de Piranhas, pequena cidade da Paraíba, a quase 500 quilômetros da capital João Pessoa, aos sete anos. Quando Ana contou sobre a anemia falciforme de Biel, embora nunca tivesse ouvido falar na doença, chorou. Era impossível para tia Aparecida não comparar com a luta enfrentada com Alessandra que, além da paralisia, sofria com as crises intermitentes da epilepsia grave. O monitoramento cerebral catalogou e gravou em vídeo 48 horas de ataques epiléticos, alguns com intervalo menor a um minuto. Foi esse sofrimento que levou os médicos a decidirem por uma lobotomia parcial, único tratamento possível há duas décadas. Um lado inteiro do cérebro da garota foi extirpado para cessar as crises e, mesmo sabendo que a filha poderia morrer durante a cirurgia ou ficar tetraplégica,

Tia Aparecida autorizou o procedimento por acreditar que ninguém merecia viver imersa em espasmos incontroláveis. Após a cirurgia, o cérebro, com suas mágicas, reconstruiu outros caminhos para que, ela recuperasse a fala e parcialmente a locomoção.

No aniversário de um ano do Biel, era nessa batalha que tinha travado que tia Aparecida pensava e, por isso, orava para que anjos vestidos de jaleco branco também cruzassem os caminhos do sobrinho-neto, como tinha acontecido com a filha dela.

# Capítulo 13

## A intrusa da meia lua

Após a sequência de crises dos dez aos doze meses de vida de Biel, Luciano e Ana se conscientizaram sobre a gravidade da doença e passaram a pensar em como viver melhor com o que tinham. Ela, que não tinha retornado ao trabalho após a licença maternidade pelo menos até se adaptarem à condição especial do bebê, abandonou de vez o sonho da carreira no marketing e de estudar no exterior, enquanto Luciano se desdobrava para vender mais e sustentar a família.

O casal arquivou também todo lazer que envolvesse praias, clubes, lugares muito frios ou muito quentes e parou de planejar viagens. Durante as internações, conheciam famílias com crianças com a mesma doença e a cada relato se convenciam de que, no caso deles, dias felizes pertenciam aos sonhos impossíveis. Luciano não pesquisava mais sobre cura e se preocupava apenas em entender as melhores formas de conviver com a anemia falciforme.

As crises do Biel estavam tão intensas e com intervalos tão curtos que após o aniversário de um ano, os médicos sugeriram antecipar a quimioterapia com a hidroxiureia, normalmente aplicada em pacientes com mais de dois anos de idade e num quadro crônico da doença. Após pesquisas, Luciano tinha uma extensa lista de opiniões favoráveis e outra de igual tamanho contrárias à medicação.

Grosso modo, ele sabia que a Hidreia, nome comercial do remédio, afinava o sangue, facilitava a circulação, e aumentava a produção da hemoglobina fetal (mais presente no período de vida uterina). Altos níveis dessa hemoglobina diminuem a polimerização das hemácias defeituosas e reduzem o risco de entupimento dos vasos, mas, como todo quimioterápico, o remédio tinha efeitos colaterais como náuseas, dores abdominais e de cabeça, tonturas, sonolência e convulsões, além do risco de diminuir a produção de células da medula óssea e afetar as células reprodutivas, levando à infertilidade.

Contudo, as dores do filho falaram alto e Luciano autorizou o início da quimioterapia. Ele nunca se arrependeu dessa decisão, porque as crises, que ocorriam a cada vinte dias, espaçaram e o menino emendou seis meses passando bem. Foi nesse período que Rita, a bisavó paterna de Biel, viajou da Paraíba a São Bernardo do Campo pela primeira vez a fim de conhecer o bisneto e reencontrar os filhos, já que a maioria tinha se retirado do Nordeste com pouca idade. Luciano aproveitou a ocasião e organizou a primeira viagem em família, um bate-volta a Santos, para que Biel e a bisavó conhecessem o mar.

Embora o menino tenha demonstrado nojo da areia e tenha se recusado a entrar na água, aquelas horas acenderam em Luciano o desejo de uma vida normal, de dias a beira mar sem se sentir culpado por atiçar nova crise no caçula, como se hemácias em forma de foice o espreitassem com o dedo em riste. Ainda com medo, a família conseguiu se divertir até o sol se despedir e a lua crescente despontar no horizonte, intrusa no vermelho alaranjado rastro do astro-rei ainda a se despedir. Intrusa como as hemácias que se atreveram a ganhar o formato da meia lua no corpo de Gabriel.

# Capítulo 14

## Inquieta aceitação

A ideia de que a meia lua pairaria para sempre nas noites e dias de Biel levou a família a mudar de postura que, ao invés de torcer para que as crises não viessem ou procurar por uma cura que parecia não existir, decidiu se adaptar para que ele sofresse o menos possível. Isso trouxe sossego ao coração de Luciano, porque lhe dava a impressão de poder escolher um rumo para a família, ao invés de deixá-la à deriva das vontades da vida.

Certeza que não esquentou lugar, pois Luciano e Ana, no amor e confiança inabaláveis em Deus, guardavam num cantinho da alma aquela convicção de que o milagre viria. Em 2015, Luciano chegou em casa após o trabalho e encontrou Ana agitadíssima. Ela tinha acabado de assistir reportagem no Jornal Nacional em que uma menina tinha se curado da anemia falciforme após ser transplantada com a medula do irmão 100% compatível. O doador nascera após fertilizado in vitro e seu embrião selecionado por não ter a doença. Os olhos de Ana brilhavam enquanto narrava e, embora parecesse ficção científica, a danada da esperança se assanhou dentro do pai.

Contudo, nenhum caminho era reto e pavimentado para eles. Luciano telefonou à Rede Globo atrás dos contatos da família, mas foi informado de que não poderiam passar os telefones das fontes. Ligou mais três vezes, contava e recontava a história do filho com a mesma doença e insistia de que precisava de ajuda, porém, como é prática nos departamentos de jornalismo, os telefones não são compartilhados sem autorização.

Acostumado a não desistir, Luciano assistiu à reportagem dezenas de vezes até anotar os nomes dos entrevistados e até produtores, cinegrafistas e editores. Ele estava determinado a procurar um a um, se preciso fosse. Primeiro, tentou telefonar para a Rede Globo e falar com os profissionais cujos nomes apareciam na reportagem, mas tinha o azar de não encontrá-los ou estavam blindados. Procurou os nomes dos jornalistas no Google e foi direcionado às redes sociais deles, onde deixava insistentes recados sobre o quanto era importante falar com os pais da Gigi, como se fosse uma formiga solitária a carregar as folhas que caem de uma árvore em pleno outono.

E talvez fosse mesmo o outono da família de Luciano, não como tempo de desfolhar, mas de se preparar para o inverno armazenando informações e contatos que formariam, nas próximas primaveras, uma grande rede de apoio. Bem mais tarde, Luciano compreenderia que, além de familiares e amigos, essa rede teria desconhecidos cujo elo maior seria o bem estar de um menino, pelo simples fato de ajudar. O pai de Biel apostava alto que em todas as pessoas mora um desejo de fazer o melhor pelo outro sem olhar a quem e por isso não escolhia em quais portas bater.

Ele apostou certo e, entre as muitas mensagens que enviou pelas redes sociais, alguém com vontade de ajudar respondeu. A jornalista e produtora da reportagem, Natália Ariede, foi um dos desconhecidos que deu ouvidos ao apelo de Luciano e abriu a porta. Na verdade, uma fresta, ao responder que pediria autorização à mãe da Gigi para passar os contatos da família. Um dia depois, Luciano recebeu notificação de mensagem da produtora e parou o trabalho para abrir, como se fosse uma criança prestes a desembrulhar um presente. Nunca, um número de telefone causou tanta alegria ao vendedor.

A administradora de empresas Juliana percorreu um longo caminho para libertar a filha Giovanna da anemia falciforme e, por isso, já sabia o valor de qualquer informação que direcionasse outra família pela mesma jornada. Ela compartilhou todo conhecimento adquirido sobre o tratamento, mas sem romantizar a luta que família de Biel teria que enfrentar. Apesar de o transplante de medula óssea curar a anemia falciforme, encontrar o doador 100% compatível era o maior desafio. Juliana já tinha notícias sobre a fertilizações in vitro em que um embrião compatível e saudável é implantado na mãe com essa finalidade e decidiu ir em busca da única chance que tinha para livrar Gigi da doença. Se por um lado era fantástica a informação de que ciência tinha respostas positivas para a cura, por outro, os custos eram desalentadores.

Luciano encerrou a ligação embriagado de informação, incerto se tinha conseguido captar tudo que precisava para começar a maior e mais importante venda de sua vida e de sua família. Estava decidido a captar compradores para a cura do próprio filho, com cifras que, numa conta de cabeça, sabia que poderiam ultrapassar as milhares de centenas de reais. Ele se viu tomado por uma eufórica esperança que não sentia há muito tempo, pois acabara de saber que o túnel em que sua família estava podia ter fim, iluminado por sinal.

# Capítulo 15

## O muro

Biel estava prestes a completar quatro anos quando Luciano e Ana começaram a sonhar de novo com a cura, mesmo que para isso tivessem outro filho geneticamente selecionado. Porém, a dura caminhada que enfrentavam desde o nascimento do menino tinha abalado as finanças e a harmonia do casal. O acúmulo das noites insones, as crises e a falta de perspectiva foram tijolos, cimento e areia para a construção do muro que começou a se erguer entre os dois, que mal tinham tempo de olhar um para outro e para si mesmos. Para piorar, a casa cedida com tanto carinho por Seu José e Dona Fátima, pais de Luciano, não se encaixava mais na nova realidade da família, pois era fria para o Biel, sensível às baixas temperaturas e ao mofo que se acumulava pelos cantos. As paredes pediam uma demão de tinta e todo o restante do imóvel, como todos dentro dele, carecia de cuidados. Contudo, ainda era uma grande ajuda, já que pagar um aluguel era impossível com as despesas médicas em curva ascendente e a receita descendente.

Ana decidiu trabalhar fora para ajudar um pouco mais, e respirar um pouco, pois se sentia afundando numa vida de dona de casa jamais desejada. A volta ao mercado de trabalho trouxe brilho novo aos olhos da mãe do Gabriel, que se sentia mais útil, capaz e bonita. Luciano percebeu as mudanças e não reagiu bem. Os ciúmes o faziam conferir o celular da mulher às escondidas e a imaginar um concorrente em cada colega de trabalho que ela citava ao relatar como tinha sido o dia. Para piorar a situação, ele perdeu o antigo emprego e conseguiu recolocação numa empresa de elevadores cumprindo plantão de quatro e meia da tarde à meia-noite, enquanto Ana trabalhava de oito da manhã às cinco da tarde, trazendo os desencontros emocionais também para o campo prático da vida.

Pouco contente em vigiar o telefone da mulher, Luciano passou a segui-la até o trabalho. Claro que Ana ficava sabendo ou mesmo o via rondando o local e isso a entristecia e enfurecia, já que nunca tinha dado motivos para desconfianças. A irritabilidade a fez voltar a fumar, o que Luciano também não aceitava, por isso, todos os dias revistava a bolsa da mulher à caça de maços de cigarros.

Embora ambos soubessem que a situação saia do controle, ou não animavam dialogar, ou a conversa evoluía para mais brigas. Luciano concluiu que a mulher o traia e decidiu flagrá-la. Escolheu o dia para segui-la até o serviço e de lá acompanhar cada passo. Naquele fim de tarde, Ana decidiu passar no mercado, porém, antes de retirar o carrinho, assentou num banco, abriu a bolsa, tirou o cigarro e acendeu. Entre uma baforada e outra, ela pensava no dia difícil no trabalho, em Biel e sua cura e no casamento que naufragava. A imagem do marido à sua frente foi um susto tão grande que mal teve tempo de perguntar o que ele fazia ali.

Luciano nunca saberia explicar o que sentiu naquele instante tampouco justificar o que fez a seguir, mas iniciou ali mesmo a discussão, em público. Esgotada, Ana levantou-se chorando e foi embora determinada a arrumar as roupas e as crianças e sair de vez de casa e da vida de Luciano.

Luciano chegou em casa pouco depois de Ana, e assustado com a própria atitude, sentou-se na bancada que divide a cozinha da sala. Daniel e Biel estavam na casa de parentes, por isso o ambiente estava silencioso, exceto pelo barulho do abrir e fechar portas dos armários do quarto do casal. Ele sabia que Ana retirava as coisas dela e das crianças para deixá-lo.

Como tinham chegado àquela situação? Em que ponto da caminhada tinham se perdido? Como ele pudera agredir a mulher que amava tanto e que quase perdera duas vezes, primeiro para outro homem e depois para a morte? Como pudera desconfiar dela? Medo, vergonha e desespero tomaram conta dele, que não conseguiu impedir que a menina mais bonita do bairro fosse embora. Envergonhado, Luciano se recolheu na casa dos pais, onde só conseguia pensar que a família dele tinha se esfacelado e que seria impossível catar e colar os pedaços.

# Capítulo 16

## Reconquista

Embora o desemprego e os ciúmes de Luciano fossem apontados como as causas para o fim do casamento, o casal tinha consciência de que eram somente as pontas do iceberg. Sonhadores, Luciano e Ana tinham planos maiores que começaram a ruir com o nascimento prematuro de Biel, mas, cheio de esperanças, conseguiram sair do hospital com o filho vivo, sem sequelas e aparentemente saudável. A descoberta da anemia falciforme foi outro baque no já combalido navio e, na medida que tentava cruzar os mares da vida, a família descobria que o gelo imerso era maior do que podiam enfrentar.

Porém, eles não estavam sós. Assim que soube da briga e do rompimento, Cleise, a prima de Ana, arrastou o marido Nelson até à casa da tia. A mãe de Cleise era a irmã mais velha do pai de Ana e só ela conseguia fazer que Seu Jove suspendesse imediatamente seus ataques de fúria, além de que estava sempre ao lado da cunhada Maria Socorro e dos sobrinhos, o que tornou seus filhos muito amigos.

Cleise tinha Ana como uma irmã e sempre acreditou que a prima e Luciano tinham sido feitos um para o outro, por isso não se surpreendeu quando começaram a namorar e muito menos quando decidiram se casar. Ela e o marido foram escolhidos para apadrinhar tanto a união do casal, quanto ao Biel.

— Ana, vocês dois não são assim, só estão passando por muita pressão há quase quatro anos!

De um lado, Cleise conversava com Ana e, de outro, Nelson puxava a orelha de Luciano, que ouvia em silêncio sem se reconhecer no homem que tinha virado. Embora não admitisse, o casal sabia que uma separação naquele momento comprometeria grosseiramente a saúde de Biel e, intimamente, ambos tinham a certeza de que ainda existia amor. Após quase um mês de diálogos e negociações, Ana aceitou voltar para casa para tentarem mais uma vez, porém arredia e desconfiada. Os dois passaram a viver como estranhos no mesmo ninho.

A situação era quase insuportável para Luciano que, todos os dias, ouvia a mulher rebater que tinha medo que ele desconfiasse dela de novo. Sufocado na própria culpa e na possibilidade de nunca mais ter o amor de Ana, após muitas conversas com Nelson e Cleise, decidiu que o único caminho era a reconquista e foi buscar no próprio passado o cara que se reinventava para vencer obstáculos, desde vender sanduíches de frango para ajudar os pais a se matricular na mesma faculdade para ficar perto da menina mais bonita do bairro. Luciano sabia o caminho.

Entre rusgas e tentativas de diálogos decidiram mudar de igreja quando Ana admitiu que não se sentia feliz naquela que frequentava por causa de Luciano. Essa confissão abriu a porta para diversas outras insatisfações de cada parte do casal, que fingia gostar do que vivia. Os dois compreenderam que, ainda que tivessem uma linda história juntos, precisavam ter o próprio espaço dentro do casamento. Que ainda que tivessem sonhos em comum, o maior deles, a cura do Biel, precisavam realizar seus desejos particulares. Que podiam ter opiniões diferentes sobre o mesmo assunto e estava tudo bem. Que ela podia fumar se quisesse e ele tinha que respeitar. Que cada um poderia ter os próprios amigos e que Ana tinha direito a uma carreira. Luciano e Ana só perceberiam muito tempo depois que reordenar os sentimentos um pelo outro com respeito às individualidades tornou a família forte para enfrentar o que estava por vir.

# Capítulo 17

# A vaquinha

Com mais coragem para agir no novo casamento, Ana surpreendeu Luciano logo após ele chegar do trabalho:

— Amor, criei uma vaquinha on line para conseguir o dinheiro para a cura do Biel.

Luciano levou um susto pois já tinha passado mais de um ano após conversarem com Juliana, a mãe da Gigi. Apesar da alegria de saber da existência da cura para a anemia falciforme, o casal parara de alimentar esse sonho, primeiro porque estava tentando curar o relacionamento, e segundo porque o tratamento era completamente fora de suas possibilidades financeiras.

Ana mostrou a Luciano a vaquinha postada no Facebook dela e já com curtidas por familiares e amigos. O brilho nos olhos dele oscilaram entre a dúvida e esperança, essa bem mais forte.

— Não custa tentar! – respondeu sorridente.

Naquele dia, o estrategista Luciano que vendeu sanduíches de frango, que ganhou quase todos os concursos como vendedor, que concluiu a faculdade em um tempo de muito pouco dinheiro e escassas possibilidades para jovens pobres como ele e que conquistou e reconquistou a menina mais bonita do bairro acordou de novo, dessa vez no coração do pai do Biel. Eram tantas respostas a buscar que ele quase não dormiu.

Mentalmente, Luciano relacionou quem deveria procurar para esclarecer as dúvidas cruciais. Biel tinha retorno marcado no hospital em que fazia tratamento e esse foi o ponto de partida de um pai que, daquele dia em diante, iria se posicionar fortemente diante dos nãos ou da falta de respostas para a doença do filho. Desde a primeira consulta no hospital referência em anemia falciforme, o menino tinha passado pelas mãos de dezenas de residentes e nunca os pais tinham se encontrado com os preceptores, que são os médicos responsáveis pelos estudantes. Nesse dia, Luciano avisou que queria falar com o médico chefe e que não sairiam dali até serem atendidos. O jovem residente retornou pouco depois dizendo que teriam que esperar. Luciano concordou e acomodou-se na sala de espera com Ana e Biel por volta de meio-dia, hora marcada da consulta. Passavam das seis horas da tarde quando a médica coordenadora finalmente os chamou.

Displicente, ela se sentou na maca diante dos pais e do menino:

— Então, qual é a dúvida de vocês?

— Queremos saber sobre transplante de medula! – respondeu Luciano.

— Não é indicado para o filho de vocês. Ele teria que ter tido mais crises torácicas e da síndrome da mão e pé, além de que é muito caro!

— Doutora, que é caro já sabemos, mas podemos ir atrás do dinheiro...

— Precisam de um doador 100% compatível – retrucou a médica sem a mínima intenção de acender a esperança. Mal sabia ela que estava incandescente.

— Vamos testar o irmão dele, o Danyel... – pediu Luciano.

— Adianto que ele não é compatível!

A médica baseava-se em conhecimento e experiência, uma vez que Daniel era meio-irmão de Gabriel, mas Luciano foi irredutível porque sabia que em caso de irmãos 100% compatíveis o Sistema Único de Saúde custeava o transplante de medula óssea. Danyel foi testado e não era compatível.

Contudo, algo tinha acontecido àquela família, que passou a reclassificar as negativas. O que não dava certo era visto como aviso sobre qual caminho não seguir, mas nunca como placa de "PARE". Portanto, se Danyel não era compatível isso nada mais era do um sinal para buscar outra rota. Uma delas era terem outro filho 100% compatível com o Biel e que não tivesse a anemia falciforme. Como Luciano e Ana tinham grande chance de gerarem outra criança com a doença, tinham que recorrer à inseminação *in vitro*. Todos os embriões seriam enviados para análise genética e seriam selecionados para implantação os que tivessem essas duas características. Essa etapa do tratamento custava no mínimo R$ 60 mil e podia ultrapassar com facilidade os R$ 200 mil até conseguir um embrião saudável. Para as questões financeiras, a resposta de Luciano estava na vaquinha *on line* e no seu poder de persuasão como vendedor. Ele tinha certeza de que poderia vender muito bem a cura do filho para a família, amigos e até desconhecidos. Contudo, o procedimento esbarrava em uma barreira que não se elimina fácil: a fé.

Cristãos fervorosos, Luciano e Ana conheciam passagens da Bíblia que condenavam intervenções científicas na vida humana como a que pretendiam fazer, portanto, a fertilização *in vitro* seguida da seleção de embriões poderia colocá-los em desobediência a tudo que tinham acreditado a vida inteira, afinal, os embriões doentes ou incompatíveis seriam descartados. Sentiam-se bem próximos do aborto.

— Eu e a Ana precisamos marcar uma reunião para conversarmos sobre o tratamento do Biel, porque talvez tenhamos que gerar um bebê geneticamente selecionado – Luciano avisou ao Pastor Fantini pelo telefone.

# Capítulo 18

## Libertação

Maria Luiza Banzato Fantini conhecia Luciano desde 2009, mas não como fiel da sua igreja, e sim como vendedor numa fábrica de *nobreaks*, onde ela era a gerente dele. Mais do que chefe, se tornou amiga do casal e o acompanhou de perto até o nascimento prematuro e a descoberta da anemia falciforme de Biel. No período em que o casal se separou, Luciano e Ana a procuraram com o desejo de se mudarem para a igreja que ela e o marido pastoreavam e isso os aproximou ainda mais. Quando pediram a reunião, como sempre fazem, ela e o marido evitaram de discutir antecipadamente o assunto, embora cada um tenha feito suas pesquisas sobre o procedimento e, também, seus estudos bíblicos.

Os quatro se assentaram ao redor da mesma mesa numa terça-feira à noite. Luciano e Ana expuseram o que sabiam sobre o tratamento e os conflitos que os atormentavam. Diante dos pais aflitos, cansados e até bem pouco tempo separados, a pastora Malu tentava se imaginar naquela situação. As imagens de seus quatro filhos e de seus netos vieram à sua cabeça. A mulher de sorriso cativante e o par de olhos brilhantes por trás dos óculos sabia muito bem o que uma mãe poderia fazer por amor, mesmo quando a criança nem tinha o mesmo sangue. Aos vinte e cinco anos de idade, ela própria tinha entrado numa batalha pela guarda legal dos três filhos do marido, que acabara de morrer. Foram dois anos de luta até conseguir a adoção daqueles que ajudava a criar desde pequenos. Seis anos mais tarde ela conheceu Eduardo Moisés Fantini, que topou seguir com ela a aventura de educar quatro filhos, que ele também adotou de coração.

Com uma história dessas e o neto mais velho, Pedro, com idade bem próxima à do Biel na época, Malu não se sentia habilitada para julgar aquele casal em busca de um caminho para a cura do filho. Para ela, Deus é aquele que dá sabedoria aos médicos, porque é o médico dos médicos e, embora possa curar por meio dos milagres, também pode usar a medicina para o milagre. As imagens de Biel na igreja, louvando, participando das atividades e orando pela própria cura, mesmo tão pequeno não saia de sua mente. Ela não chegou àquela reunião com opinião formada e o que respondeu a Luciano e Ana simplesmente derramou de seu coração:

— Só vocês sabem o sofrimento que enfrentam, por isso não devem se importar com o que as pessoas vão falar, da igreja ou de fora dela. Se Deus está dando uma direção para vocês, tomem essa direção.

O pastor Fantini encarou a esposa e emendou:

— Vocês não estão sozinhos. Contem conosco!

Os pais de Biel mal podiam acreditar que tinham a benção da igreja para seguirem na busca da cura do filho. Eles nunca saberiam dizer se teriam apostado nesse caminho se não tivessem o apoio dos pastores, mas a compreensão de seus líderes religiosos não só apaziguou inúmeros conflitos internos como reforçou a vontade de lutar mesmo a milhares de reais distantes do objetivo.

O que Luciano e Ana nunca souberam foi o peso daquela decisão para os pastores de uma igreja que só tinha quatrocentos fiéis. Ao sair da reunião, como era costume em casos difíceis, o casal de pastores seguiu para casa em total silêncio dentro do carro, cada qual refletindo o que já tinha pensado durante dias. Cerca de vinte minutos depois, assentados na sala de estar, uma rotina também após decisões importantes, encararam-se preocupados:

— Sabemos o que vamos enfrentar não é mesmo? - perguntou Fantini.

— Os questionamentos vão chegar, mas nós temos uma certeza em nosso coração e vamos seguir com essa certeza, pois cremos que o Senhor Jesus nos direcionou.

No domingo seguinte, durante o culto, o pastor Fantini chamou a família ao altar e anunciou a vaquinha virtual para arrecadar dinheiro para que Ana engravidasse. Entre o susto, a perplexidade, a gratidão e a emoção, os pais de Biel viram as pessoas abrindo suas carteiras e colocando o dinheiro nos envelopes que eram entregues a eles. Quando chegaram em casa, Luciano e Ana espalharam as doações pelo sofá para contarem o dinheiro. Eram R$ 600,00, que foram guardados numa caixa improvisada por Ana e que se eternizou como a "Caixa do Biel".

Lançar a campanha na igreja tinha sido a outra decisão tomada pelo pastor Fantini e Malu naquela noite após a reunião com o casal. Mesmo receosos com a aceitação dos irmãos em situações que envolvem pedidos de contribuições na igreja seguiram em frente. Nunca nada parecido havia sido feito naquela igreja, porém tinham certeza de que deviam tomar esse caminho, e valeram-se da confiança de todos para pedirem dinheiro para a cura do Biel, um milagre que passaria a ser de todos os irmãos de fé.

Duas semanas depois, um único fiel procurou os pastores para questionar sobre o pecado que podia morar na escolha de Ana e Luciano. Diante do grande conhecimento bíblico do homem, pastor Fantini e Malu pediram apenas que ele se colocasse no lugar dos pais, já que também tinha filhos. O homem contribuiu com a vaquinha e foi embora.

Na mesma semana, Ana criou a página no Facebook para divulgar o início da campanha que deveria custear o tratamento de fertilização. Os pais de Biel passaram a sonhar dia e noite com o transplante do menino e alimentavam a rede social com mensagens da própria criança. Luciano tinha consciência de que, naquele instante, precisava usar o filho para as divulgações.

— Filho, vamos filmar hoje de novo? Precisamos agradecer a cada pessoa que contribuiu com seu tratamento.

Biel topou com a alegria de sempre e quando o pai contou que tinham tido uma grande arrecadação naquele dia, espontaneamente, o menino deu saltos na cama, abusou das caras e bocas e distribuiu efusivos obrigados. Para a surpresa dos pais, assim que o vídeo foi postado, além das milhares de curtidas, a vaquinha disparou de novo em arrecadação. Só naquele dia foram R$ 2.000,00.

Além de que Biel adorava essas gravações, sua participação estimulava as doações. Internamente, Luciano decidiu que não postaria cenas que expusessem demais a criança, tampouco as crises causadas pela anemia falciforme, que eram feias de se ver. O pai de Biel criou um plano detalhado, com definição de postagens diárias, sempre a partir de meia-noite, horário que identificaram de maior audiência da fan page. Os vídeos com o filho eram gravados diariamente com conteúdo diversos. Às vezes ele cantava hinos da igreja, outras decorava mensagens escritas pelos pais ou só pulava na cama de felicidade. Apesar de ter apenas cinco anos de idade, Biel tinha consciência de que o dinheiro a mais que chegava representava a proximidade do fim das dores.

Luciano espalhava a campanha por onde ia, inclusive no trabalho. E foi lá que se deu o encontro dele com Eric, do setor de comunicação da empresa. Ele aproveitou o horário do almoço para sentar-se à mesa do colega com quem tinha pouca convivência e explicar a doença do filho e a campanha pela cura. Queria sorver conhecimento naquele profissional que dominava a arte de comunicar, porque sabia que boa parte de seus esforços não se convertiam em arrecadações, como se diluídos no amadorismo.

Quando Luciano começou a narrar a batalha que enfrentava, Eric se lembrou do menino esperto que conhecera no ano anterior durante visita dos filhos dos funcionários à empresa numa ação interna do Dia das Crianças. Para ele, Biel tinha se destacado pela vivacidade, inteligência e rapidez com que se integrava com os adultos e ao ambiente de trabalho do pai. O relações públicas nunca imaginara que aquela criança enfrentava tantos desafios e dores, por isso, aderiu imediatamente à campanha e se tornou responsável pela criação dos e-mails de agradecimento enviados aos doadores.

Assim como Eric, outros colegas da empresa contribuíam com ideias que Luciano avaliava e implementava com os poucos recursos disponíveis. Tanto a página no Facebook como o site responsável pela arrecadação passaram a conter relatórios médicos, informações sobre a doença e tratamentos disponíveis nas redes pública e privada de saúde e a falta de dinheiro da família para custear a fertilização in vitro com embrião selecionado e o transplante.

Porém, algumas boas ideias não eram implementadas justo pela falta de recursos. Eric queria criar e-mail marketing usando uma foto bacana do Biel, preferencialmente profissional, e se a família tivesse um vídeo de qualidade que narrasse aquela luta mais pessoas seriam convencidas a doar. Na própria internet Luciano ia em busca de parceiros para a causa, por isso disparou pedidos de ajuda às agências de publicidade que encontrava pelo caminho. Possivelmente, todos esses e-mails não foram lidos, ou foram barrados por assistentes que têm também como função eliminar problemas do tipo solicitação de apoio e doações, ou quem os leu deixou para depois.

A questão é que Biel não podia esperar e a sorte é que uma única resposta chegou aos apelos do pai. Veio do diretor da Chairô, agência de publicidade com sede em Santo André, no ABC Paulista, compreendido também por São Bernardo do Campo, onde a família de Biel morava. O próprio Rodolfo, um dos donos da agência, telefonou para Luciano e pediu que fosse visitá-lo com a família.

O simples fato de ter obtido uma resposta já era motivo de comemoração para o pai de Biel, por isso, a visita à agência foi cercada de expectativa e empolgação. Assim que chegou, a família foi recebida por Rodolfo, Cauê e Fábio, que os levaram a uma sala, trancaram a porta e pediram que contassem a história de Biel e, como sempre, Luciano se emocionou ao relembrar cada instante de incerteza, dores e desespero vivido ao lado do filho desde que receberam a chamada bomba.

— Por isso escrevi o e-mail pedindo ajuda para incrementar a campanha para arrecadar fundos para a fertilização in vitro. Quero saber se posso contar com vocês? Rodolfo secou os olhos e respondeu:

— O simples fato de ter convidado vocês a virem aqui já foi um sim.

— Poxa! – Luciano exclamou com voz trêmula – Deus te pague!

— O carpinteiro já está pagando – respondeu Rodolfo em alusão à Jesus, que muitos cristãos acreditam que era carpinteiro, como o pai José, antes de seguir o ministério. Ou talvez Rodolfo se referisse mesmo a Deus, o grande construtor das histórias desse mundo, mas isso pouco importava para Luciano diante da promessa de ajuda do publicitário. Rodolfo e seus funcionários, que também se doaram à missão, mesmo desconhecidos, entravam para a grande rede que se propunha a ajudar Biel a vencer a doença da meia lua.

A agência sugeriu a criação de um vídeo com a história do Biel que explicasse como seria o tratamento para que as pessoas que acessassem a página de doações se sentissem não só motivadas, mas também seguras sobre o destino do dinheiro. Algumas semanas depois, um grupo de pessoas com câmeras profissionais, microfones de todos os tamanhos e todo aparato técnico invadiu a casa do menino.

# Capítulo 19

## Rifas e feijoada

Fora do mundo *on line*, familiares e amigos se uniram para arrecadar mais dinheiro. Conhecedora da dor de ter um filho especial, tia Aparecida se tornou a rainha das rifas. Tudo que ela ganhava, desde conjunto de vasilhas plásticas a relógios, era convertido em dinheiro para a fertilização in vitro que traria o doador de medula óssea para o sobrinho-neto. Seu principal combustível era a vontade do próprio menino em se curar, por isso, na noite que Ana postou pela primeira vez a vaquinha *on line*, tia Aparecida perdeu o sono e, ao invés de contar carneirinhos, enumerou possibilidades para ajudar na arrecadação do dinheiro.

Na manhã seguinte, ainda sem respostas, a primeira coisa que avistou sobre a geladeira foi um jogo *Tupperware* que tinha ganhado em um sorteio. As vasilhas plásticas têm preço elevado para a maioria das famílias brasileiras e estão entre as mais desejadas pelas donas de casa, inclusive tia Aparecida. Ela tinha comprado um par de rifas para ajudar na igreja da cunhada, mas, embora desejasse muito um conjunto como aquele, não tinha esperança de ganhar, já que a sorte não sorria para ela em sorteios e bingos. Por isso mal acreditou quando telefonaram informando que seus números tinham sido premiados. Decidiu guardar as vasilhas ainda embaladas e enfeitando a cozinha, sobre a geladeira, pois só iria usar em ocasião especial. Naquela manhã, ocupando o lugar que deveria ser de um pinguim de louça, o jogo *Tupperware* parecia gritar para tia Aparecida olhar na sua direção e, aquelas ideias que ninguém sabe dizer de onde vêm, arrumaram estardalhaço na cabeça da boa senhora. Ela, que nunca tinha tido vasilhas tão chiques, decidiu que a própria sorte seria uma boa maneira de começar a arrecadar mais algum dinheiro para o tratamento do Biel e o conjunto plástico virou prêmio da primeira rifa organizada pela tia-avó do Biel. Foram arrecadados quase R$ 1.000,00, valor menor de 1% do montante que a família gastaria em busca da cura, mas o sucesso do empreendimento com investimento tão pequeno transformou tia Aparecida na louca das rifas.

— Isso é muito pouco, mas é o começo e não vou parar – disse ao entregar o dinheiro a Luciano.

Ela comprou relógios, ganhou jogos de edredons e pediu doações de brindes em toda a vizinhança. A cada porta que batia, tia Aparecida contava a história do menino e as dores que enfrentava, na maioria das vezes cantando hinos religiosos. Quem parava para ouvir ainda assistia aos vídeos do Biel que ela tinha no telefone celular, sem falar nas centenas de fotos. Tia Aparecida levava na bolsa também um calhamaço de papéis que comprovavam a doença e a necessidade do transplante de medula óssea. Dos moradores do bairro, passando pelas mercearias e açougues, ninguém passou ileso por uma visita dela. Se não podia doar no dia, ela prometia voltar depois. E voltava.

O açougue foi uma dessas vítimas "do passo aqui depois". Quando os amigos e vizinhos decidiram organizar uma feijoada para agilizar a arrecadação, tia Aparecida voltou à casa de carnes para arrancar um desconto na compra dos ingredientes.

A feijoada foi marcada para um sábado e a produção começou na sexta-feira à noite na cozinha dos vizinhos Maurício e Maria de Fátima. No avançar das horas, mais e mais pessoas chegavam trajando aventais, toucas e luvas para ajudarem. Estavam quase todos os cômodos e o quintal lotados de gente às voltas com o preparo dos ingredientes quando se ouviu uma explosão. Todos correram para a cozinha e encontraram Maria de Fátima com a roupa encharcada do líquido quente de uma das panelas de pressão. Em poucos minutos, a dona da casa foi colocada num dos carros e levada para uma Unidade de Pronto Atendimento de São Bernardo do Campo com a barriga toda queimada.

— Doutor, pode enfaixar e me liberar. Tenho que terminar uma feijoada para salvar um menininho.

Atônito, mas sem argumentos contra o pedido da paciente, o médico deu alta para Maria de Fátima que voltou naquela mesma noite ao comando das panelas e dos voluntários. A previsão era vender pelo menos quarenta feijoadas, mas nem bem a hora do almoço se aproximou e os moradores do bairro começaram a chegar. Foram vendidas cento e setenta marmitex e arrecadados mais de R$ 3.000,00, guardados na Caixinha do Biel.

Com um olho no montante arrecadado e outro no marketing, Luciano começou a pensar o quanto seria bom se a história do Biel fosse contada em algum programa de televisão. Foi com essa ideia que se lembrou do cenógrafo Evandro Collin, que tinha decorado o casamento dele e da Ana. Luciano tinha visto o decorador em alguns programas de tevê, inclusive um quadro de casamentos realizado no palco do Programa da Eliana, do SBT. Após ouvir a história, o decorador se prontificou a falar com produtores de várias emissoras de televisão.

# Capítulo 20

## A pauta da vida

Aline Gutierrez era adolescente quando entrou pela primeira vez num estúdio de televisão, do Jô Soares, na Rede Globo e, de tão encantada, passou a desejar trabalhar em lugares como aquele. A confirmação do que queria fazer para o resto de seus dias veio enquanto estava no auditório do programa Altas Horas, comandado pelo apresentador Serginho Groismann. Atenta às luzes e à produtora com o fone, prancheta e crachá correndo de um lado para o outro, ela conseguiu se enxergar feliz no lugar da moça. Em 2008, cheia dessa certeza, ingressou no curso de Rádio e TV das Faculdades Integradas Rio Branco. Demoraram apenas dois anos para Aline ficar mais perto daquele sonho de ser como a moça do auditório. Em 2010 conseguiu um estágio no Programa da Eliana como assistente de produção e, em 2017, já formada e contratada, Aline tinha atuado em vários quadros da atração dominical.

Quando o programa ficou mais focado em emoções, Aline passou a produzir quadros com histórias de pessoas humildes que se dedicavam a ajudar outros com mais dificuldades. Era o que o público queria ver, consequentemente, assuntos dessa natureza davam boa audiência. Com sete anos de experiência na emissora de Sílvio Santos, a produtora identificava rapidamente uma pauta que seria aprovada pela direção e que daria bons resultados ao programa. Por isso, quando Evandro Collins a telefonou sobre a história de uma criança doente que precisava passar por um transplante, Aline deduziu que não poderia ajudar, pois não se encaixava no perfil das matérias aprovadas pela direção. Ela tinha contato estreito com o decorador de casamentos porque produziam juntos esses eventos, de anônimos e famosos e o coleguismo foi o maior motivo para concordar em telefonar ao pai do garotinho e conhecer melhor a história, além do mais a produtora não era de pré-julgar assuntos.

— Passa o contato que vou investigar – foi a resposta que deu a Evandro.

Cerca de cinco minutos depois, o telefone dela tocou e já era Luciano. Evandro tinha avisado ao pai de Biel que a produtora queria conhecer mais sobre a história da família e compartilhou o telefone dela. Aline se mostrou disposta a ouvi-lo mas avisou que precisava de uma hora ou mais de conversa. Luciano correu para o banheiro da empresa em busca de privacidade e relatou em detalhes a vida do seu menino. Quanto mais ouvia, mais a produtora se empolgava, tanto com a luta do Biel quanto o esforço do pai de salvar o filho. Ela não sabia nada sobre anemia falciforme e estava preocupada com a condição física da criança, porque se tinha algo que a produtora abominava era o sensacionalismo. Em hipótese alguma exploraria a de dor de um menino diante das câmeras da televisão, mas já se sentia completamente envolvida pela pauta.

— Vou apresentar tudo à direção do programa e depois te dou uma resposta até amanhã – prometeu a Luciano.

Fabiana Vaneli, coordenadora de Aline, que se sentava próxima e vez ou outra acompanhava a conversa, observou o brilho nos olhos da pauteira:

— Achou uma pauta, não é mesmo? – Estou apaixonada! Só depende de vocês!

— Vai lá e vê o que você sente!

Com o aval da chefe, Aline agendou uma visita, sempre preocupada em deixar claro para Luciano que ainda não era certeza. Mesmo assim, o pai de Biel se agarrou à chance que tinha. Ela e a assistente Gabriela Bergamin chegaram no início da tarde na casa da família em São Bernardo do Campo. Sem nunca ter visto uma foto do menino, Aline não fazia ideia do que iria encontrar, se uma criança acamada ou brincando no quintal. Assim que entrou, foi colhida pelo abraço do garotinho animado e cheio de luz.

Era uma criança doente, mas antes de tudo era feliz e apaixonante. A produtora saiu de lá decidida a emplacar a pauta, mas de novo foi transparente com Luciano.

— Não posso te enganar. Não costumamos contar histórias sobre pessoas doentes, porque não é o propósito do quadro e só posso prometer que vou tentar muito.

A grande dificuldade era a própria estrutura da atração, que apresentava desafios aos participantes para que ganhassem um prêmio em dinheiro que realizaria seu sonho. Aline não imaginava como encaixar o menino e sua família em uma prova para conquistar a saúde. A ideia lhe parecia sem propósito e até perversa, porque caso não vencesse não seria merecedor da cura. Ela resolveu dividir o dilema com Fabiana e torcer para que, com toda experiência, ela encontrasse uma solução.

— Vamos nessa. Vou ajudar! – respondeu Fabiana após o relato emocionado de Aline sobre a família. A dupla então se reuniu com o diretor do programa, Ariel Jacobowitz.

— Muito legal, muito fofo e eu entendo vocês duas, mas não vejo como fazer isso no programa. Não podemos trazer uma criança que precisa de dinheiro para se tratar.

Aline insistiu e Ariel ficou de pensar, mas ela deixou a reunião de pauta tão pessimista que achou melhor avisar a Luciano.

— Qualquer avanço positivo faço contato.

Fabiana Vaneli também tinha se apaixonado pela história daquela família sem ao menos conhecer ou falar com Luciano. Alguns dias depois, ela decidiu tentar mais uma vez a convencer o diretor do programa. Lá foram ela e Aline para a sala dele.

— Temos que fazer Ariel, pois é um caso especial, só ver como fazer e encontrarmos um jeito diferente de contar essa história.

Naquele dia, as duas ganharam o sim de Ariel. Na verdade, Aline sempre teve esperança de aprovar a pauta pois conhecia o coração do chefe e acreditava que ele acabaria cedendo e encontrando uma forma de explorar o tema. A aprovação a encheu de alegria, mas também de medo, porque sabia que seria difícil colocar em um quadro pré-formatado um caso completamente fora do padrão. Por isso, cada detalhe da pauta foi minuciosamente pensado por toda a equipe de produção do programa, inclusive a escolha de quem iria à casa do Biel. Bateram o martelo de que seria a apresentadora Cris Flores, já que na época a Eliana não estava gravando externas.

Pela primeira vez, o quadro não teria o desafio, mas iriam buscar patrocinadores para ajudarem a criança, além de que divulgariam a vaquinha *on line* para que os telespectadores também pudessem contribuir. Feito o roteiro, começaram os agendamentos e gravações.

A partir do momento que Aline e Gabi foram embora após a primeira visita, Luciano passou a vigiar o telefone. Cada vez que vibrava, ele consultava o visor na esperança de ver identificado o contato de Aline, mas quase um mês se passou sem retorno até que ela ligou.

— Sua história foi aceita – comunicou Aline numa semana e agendou para a terça-feira seguinte a ida da equipe à casa deles para as gravações.

No dia marcado, Luciano, Ana, Danyel e Biel receberam a equipe de TV e a apresentadora Cris Flores na casa deles. A jornalista, que tinha acabado de sofrer um aborto espontâneo, se mostrou completamente envolvida e encantada com o pequeno guerreiro da família. A equipe externa conheceu também a vizinhança, a Tia Aparecida, a Maria Fátima e o Maurício, passou pela cozinha que sediou o preparo da feijoada, a pastora Malu e todos que de alguma forma estavam contribuindo para aquele caminhar em direção à cura.

Enquanto captava as entrevistas, câmeras registravam as marcas de mofo que subiam pelas paredes da moradia e comprometiam a saúde do Biel. Na época, a família tentava terminar outra casa próxima dali, porém, com as economias direcionadas para a inseminação que traria o bebê que doaria a medula, a obra tinha sido paralisada. Após mais de oito horas de trabalho, todos foram embora e ficou agendada a gravação no palco com a participação da apresentadora Eliana. Luciano e Ana não sabiam o que ia acontecer dali para frente e somente seguiam as orientações da produção do programa, contudo eles tinham esperança de que mais portas se abririam para que chegassem com rapidez à cura do Biel.

Sem que a família soubesse, a produção do programa sondava os tratamentos existentes e as possibilidades da fertilização *in vitro* e seleção do embrião compatível com o menino e que não tivesse a doença. Uma semana antes de irem aos estúdios do SBT, Ana, Luciano e Biel foram encaminhados para uma consulta com um dos maiores especialistas do Brasil, Edson Borges, da clínica Fertility Medical Group. Com mais de sessenta casos de inseminação bem sucedidos para tratamento da anemia falciforme, naquela época, o médico explicou o procedimento com detalhes e, inflado com uma esperança inédita, Luciano disparou a pergunta que mais lhe dava medo:

— Doutor, quanto custa?

— Não vamos falar de preço agora. Preciso que primeiro vocês passem pelo geneticista de minha confiança, Dr. Ciro Martinhago, e depois conversaremos!

Ali na frente do casal, Dr. Edson telefonou para o Dr. Ciro e agendou a consulta para a semana seguinte, uma sexta-feira, dois dias após as gravações nos palcos do SBT. Luciano saiu da consulta em êxtase, pois sentia que estavam no caminho certo e que não havia muito o que dar errado dali em diante. Ele nunca tinha se sentido tão próximo da cura do filho.

Quando chegou aos estúdios do programa, a família já tinha conseguido juntar R$ 30 mil com a vaquinha on line, feijoadas e rifas e faltavam ainda R$ 10 mil para atingirem o que achavam suficiente para custear a fertilização. As surpresas reveladas a conta-gotas diante das câmeras arrancaram lágrimas de Luciano e Ana, mas ninguém chorou mais do que a própria apresentadora e a plateia cada vez que Biel pegava o microfone.

— Você é o quê? – perguntou a apresentadora.

— Um menino corajoso! – respondeu de bate-pronto o garotinho.

Sem se inibir com as câmeras, a plateia, as celebridades e as dezenas de canhões de luz na sua direção, o pequeno Biel dentro de sua camisa xadrez e suspensórios, demonstrou completa consciência da importância daquele momento em sua caminhada pela cura. Seus olhinhos brilhavam cada vez que os esticava para a bela Eliana que, até então, só tinha visto na tela da televisão.

Foi abraçadinho à loira que Biel segurou o envelope azul com nuvens estampadas e o abriu para revelar a doação de R$ 50 mil dos patrocinadores do programa. Luciano, Ana e Danyel se abaixaram e todos se abraçaram em lágrimas. Há muito tempo aquela família não chorava de felicidade.

Além de complementar o valor que faltava para o tratamento, a doação estava destinada também à conclusão da nova casa da família. A produção do programa tinha constatado o quanto era importante para o menino sair da antiga residência para ser menos exposto à umidade que agravava as crises. Além disso, após o transplante, ele não poderia ter contato com poeira, mofo e deveria ficar em um ambiente mais limpo possível por causa da baixa imunidade. Ao final do programa, Luciano pediu:

— Eu gostaria de conhecer o Ariel.

Assim que chegou perto da família, o diretor disse a Luciano:

— A história do seu filho é linda e que pai você é! Vai dar tudo certo e conte com a gente para o que precisar!

Com esse respaldo a família deixou o estúdio confiante de que muito em breve a linda história de Biel não seria mais pontuada por episódios de dores e incertezas. Aline, por sua vez, se sentiu a mais feliz das produtoras e, mesmo sem o costume de divulgar seu trabalho nas redes sociais, naquele dia ela abriu uma exceção e postou uma foto com a legenda: "Um trabalho gratificante". A produtora tinha se doado completamente e para sempre se lembraria daquela como a pauta da vida. Era da vida dela, mas seria também da vida do Biel.

# Capítulo 21

## A mágica

Não é mágica. É ciência! O geneticista Ciro Martinhago pontuou enquanto explicava a Luciano e Ana como se daria a seleção de um embrião sem anemia falciforme e 100% compatível com Biel. Além do mais, continuou o médico, a família tinha que desejar mais um filho porque a gravidez objetivada só pela cura do caçula seria uma crueldade com a criança a ser gerada. Essa era uma questão que Ciro colocava na primeira consulta para que a seleção de embrião fosse percebida e vivida pela família com amor.

Enquanto os pais entreolhavam-se pensativos, o médico acariciou os cabelos negros e cacheados do menino de cinco anos aconchegado em seu colo, mesmo nome e idade do filho dele. Foi a vontade de que menos crianças nascessem doentes que fez aquele catarinense que se fez médico em Minas e geneticista nos bancos de uma universidade paulista se interessar pela genética ainda no período de residência, mas foi a pós-graduação na Universidade de Oklahoma, onde trabalhou com crianças com deficiências mentais e outras anormalidades causadas por um defeito em seus genomas, que o fisgou de vez. Uma simples letra fora do lugar poderia levar ao mal funcionamento de um gene e mudar para sempre não só a história de uma pessoa, mas da família inteira.

Ao voltar para o Brasil, ele conseguiu uma vaga na residência em genética na Unidade da Universidade de São Paulo (USP) em Ribeirão Preto e apaixonou-se pelo código da vida. Ciro mergulhou nos estudos para compreendê-lo e, principalmente, entender o que podia acontecer cada vez que ocorresse um raro descuido em seu mecanismo de cópia. Ele se encantou pela possibilidade de prevenir doenças ao invés de diagnosticar e tratar, em especial no caso de doenças raras em que pai e mãe carreiam dois genes para o filho. A interferência do geneticista pode romper definitivamente com o ciclo da enfermidade na família porque como o bebê não herda os genes defeituosos não os transmitirá aos seus descendentes. Esse era o caso de Luciano e Ana, pois o terceiro filho que doaria a medula para o Biel não teria sequer o traço da anemia falciforme.

Toda vez que uma família entra em seu consultório seja para aconselhamento genético ou seleção de embrião para tratar o filho que já tem, doutor Ciro viaja quase duas décadas atrás quando a internet ainda estava em seus primórdios, a informação circulava a passos bem mais lentos e a maioria das pessoas não entendia que um geneticista é um médico e que genética e saúde devem caminhar juntas. Na verdade, quando jovem e recém-formado em medicina e falava com alguém sobre seu desejo em se especializar na área, consumia preciosas horas tentando explicar o que iria fazer exatamente e a importância do seu trabalho.

Doutor Ciro costumava usar o exemplo da hemofilia, uma das primeiras aplicações para a seleção de embriões, para contar como, no início dos anos 90, a doença podia ser evitada por casais com risco de transmissão do gene aos filhos. Como só homens desenvolvem a hemofilia, os embriões fertilizados em vitro eram sequenciados e somente aqueles do sexo feminino eram implantados. O avanço da genética nas três décadas seguintes permitiu que centenas de genes causadores de outras anomalias pudessem ser identificados.

O doutor Ciro trabalhava com a seleção de sexo dos embriões em 2010 quando foi procurado pelo casal Eduardo e Jenyce Cunha interessado em ter um bebê geneticamente selecionado para ser doador da filha, portadora da talassemia major, um tipo de anemia grave incurável que obriga o paciente a se submeter à transfusão de sangue a cada 20 dias. Eles tinham lido sobre o procedimento em um jornal espanhol e queriam saber das possibilidades de realizarem o mesmo no Brasil. Até aquele momento ele já tinha feito a seleção identificando embriões talassêmicos, contudo nunca a escolha era conjugada com HLA (sigla em inglês de Antígeno Leucocitário Humano). Esse sistema é que reconhece a identidade de cada célula do corpo e é responsável pela expulsão das que são estranhas, inclusive órgãos. Doadores e receptores de órgãos precisam ter HLAs idênticos e o desafio do doutor Ciro seria selecionar um embrião que não tivesse a talassemia, mas também tivesse esse código igualzinho ao da primeira filha do casal.

— Eu tenho a receita do bolo, mas preciso de seis meses para testá-la em laboratório várias vezes.

Eduardo e Jenyce estavam tão determinados a encontrarem a cura para a Maria Vitória que toparam, mas os testes demoraram bem mais do que seis meses porque os primeiros ciclos de reprodução não trouxeram bons embriões. Quando finalmente a clínica de fertilização anunciou ter conseguido dez embriões que poderiam ser analisados, doutor Ciro se debruçou sobre eles completamente consciente do tamanho do desafio que tinha aceitado. Ele estava acostumado a analisar quatro a cinco regiões de um genoma e, nesse caso, teve que usar quinze regiões e, na hora de interpretar, o serviço parecia não ter fim. Tinha prometido entregar os resultados às 10 horas da manhã, contudo, muito depois disso ainda estava debruçado sobre os códigos genéticos. Ele tinha noção de que era um projeto pioneiro, grandioso e que envolvia muita emoção e expectativa em torno da cura de uma menininha.

Às 14 horas, finalmente, o geneticista avisou à clínica de fertilização que dois embriões tinham HLA idênticos ao da Maria Vitória, ou seja, poderiam gerar bebês capazes de doar a medula que libertaria a menina da talassemia, porém, um deles tinha o traço da doença. O traço por si só não faria o bebê doente e nem impediria a doação, mas quando aquela criança crescesse poderia ter um filho também com a talassemia se seu parceiro tivesse o traço da doença. Isso incomodava ao geneticista por não romper de vez com o ciclo da talassemia na família, mesmo assim, após discutirem o assunto com os pais, os dois embriões foram implantados. Vingou somente um e justamente o que não tinha o traço talassêmico.

Em outubro de 2011, quando Jênyce entrou no quinto mês de gestação de uma menina, doutor Ciro se sentiu mais seguro para contar à imprensa de que estava a caminho o primeiro bebê da América Latina geneticamente selecionado para salvar a irmã. A notícia que ocupou três páginas da Veja e só perdeu lugar na capa da conceituada revista nacional para a morte do fundador da Apple, Steve Jobs, mexeu com o Brasil. Todos os veículos de comunicação queriam entender melhor aquela mágica, mas, depois disso, a família e o pesquisador se recolheram e evitaram exposição na mídia durante toda a gestação.

Em 14 de fevereiro de 2012, o país inteiro noticiava o nascimento de Maria Clara e doutor Ciro assistiu, com alegria ímpar, a notícia se espalhar pelo Brasil por meio de jornais, rádios e programas de televisão. Só aí ele alcançou a total consciência de que acabava de realizar dois sonhos simultâneos: o da família de curar a pequena Maria Vitória, que já tinha cinco anos de idade, e o dele de poder aplicar a genética tanto para a prevenção quanto para a cura. De quebra, semeava esperança em outros pais que buscavam a cura de seus filhos com talassemia e outras doenças.

Era nisso que ele pensava cada vez que tinha um garotinho como o Biel no colo e pais à sua frente a encará-lo com olhos aflitos, curiosos e ansiosos. Por isso, durante a consulta, não media esforços para explicar aos pais como se dava a mágica. Em meio às explicações, encontraram tempo ainda para gravarem um vídeo em que se comprometiam a um novo encontro, com direito a colo, abraços e carinhos, quando Biel estivesse finalmente curado. Impressionados com os ambientes requintados da clínica, frequentada exclusivamente por famílias abastadas financeiramente, e encantados com o geneticista, Luciano e Ana não tinham mais dúvidas de que aquele era o caminho para libertar o filho das dores e todas as outras limitações impostas pela doença, contudo não faziam ideia de como pagariam pelos serviços do conceituado geneticista.

— A clínica não é só minha e no que puder eu vou ajudar. Farei um pacote com preço mais acessível. Só preciso agora das respostas do doutor Edson sobre a quantidade de embriões. Luciano calculou mentalmente o montante arrecadado pela internet, rifas e feijoadas e a doação do Programa da Eliana e considerou que era possível arcar com todas as despesas, incluindo a necessária conclusão da obra da casa nova da família. "Tudo se encaixa", pensou e sorriu em silêncio ao perceber que a cura do Biel estava próxima.

# Capítulo 22

## A gravidez

As grandes mudanças na vida da família aconteciam simultaneamente. Obras, exames e condicionamento da Ana para a coleta dos óvulos e Biel frequentando a escola sempre que não estava em crise. O menino também não perdia uma consulta da mãe na Fertility e demonstrava ter total consciência de que seu herói estava sendo fabricado ali. Apesar da pouca idade, comemorou junto quando saiu o resultado da primeira fertilização *in vitro*: 13 embriões.

— Luciano, precisamos enviar o material para o doutor Ciro começar as análises. O transporte é terceirizado e custa R$ 2.000,00 – informou a assistente da clínica de fertilização.

— O quê? – quase gritou assustado o pai do Biel e, imediatamente, sugeriu uma solução econômica: Eu posso levar de moto...

Não podia. O transporte do material biológico era caro justo porque envolvia equipe, equipamento e veículos exclusivos para esse fim.

No dia marcado para o geneticista devolver os embriões com os resultados para a Fertiliy, uma consulta foi agendada para o casal, que deveria estar preparado para a implantação caso um ou mais embriões fossem selecionados. Esperançosa, a família foi em peso, acompanhada dos avós, Danyel e, claro, Biel. Contudo, ao entrar na sala do doutor Edson, Luciano percebeu que a expressão dele não era de plena felicidade.

— Não tenho boas notícias. Doze dos treze embriões são doentes e esse único deixa dúvidas se é 50% ou 100% compatível. Vamos pedir nova biópsia dele.

Não foi daquela vez que saíram grávidos da Fertility.

Enquanto aguardava pela nova biópsia, Luciano inventava estratégias que mantivessem aquecida a arrecadação financeira pela internet, pois percebia que a gravidez podia demorar um pouco para acontecer e gerar custos adicionais. Se Ana tivesse que passar por outro estímulo da ovulação, teriam que pagar mais alguns milhares de reais pela medicação, que compravam fora da Fertility para reduzirem os custos do tratamento, uma sugestão dada pelo próprio doutor Edson.

Desde que conversara com o gerente de marketing da empresa em que trabalhava, pensava em fazer um ensaio fotográfico do Biel para ilustrar melhor a campanha pela cura do filho, contudo, todos os orçamentos obtidos eram inviáveis diante da imprevisibilidade das despesas que ainda teriam até que Ana engravidasse.

A partir do momento que ele passou a pesquisar na internet sobre ensaios fotográficos, fotos de crianças e outros termos parecidos os algoritmos do Facebook fizeram seu trabalho e passaram a desfilar na *time line* do vendedor várias ofertas de produtos e serviços relacionados ao tema.

Quando a fotógrafa Samara lançou na rede social a campanha de sorteio de um ensaio fotográfico para uma criança, ela só pretendia dar mais visibilidade ao seu estúdio e captar clientes. Estava dando certo. Centenas de pais passaram a enviar as fotos dos filhos para concorrerem, porém um comentário em especial de um homem que dizia que sua família precisava ganhar chamou a atenção e ela decidiu ouvir a história.

Na conversa, que continuou no modo privado, Luciano relatou a luta atrás da cura do Biel e o propósito das fotos que desejava ganhar no sorteio. Mãe de dois meninos, Eduardo, de sete anos, e Leonardo, de cinco anos, Samara sentia as lágrimas verterem enquanto lia sobre a trajetória da família. Ao final, presenteou Biel com um ensaio.

Samara idealizou Biel como um herói, pequeno guerreiro em busca de se salvar. Entregou a ele a fantasia completa de Batman e, uma vez com aquela roupa, capa e máscara, o garoto incorporou o personagem de tal forma que a fotógrafa se dividia entre a admiração e a diversão.

— Fecha as mãos no alto, braços assim... – ela dirigia o pequeno modelo que, não só repetiu o gesto com exatidão como estufou o peito e ergueu a cabeça para o céu como se estivesse pronto a levantar voo à procura de algum malfeitor.

— Excelente! Agora abaixa um pouco a cabeça e olha pra mim – Samara pediu e ele semicerrou as pálpebras como quem avisa que ali existia mais força do que se podia enxergar.

Entre uma foto e outra, Samara ouviu um telefone tocar, Ana disse que era importante e pediu licença para atender. Normalmente ela não aprovava esse tipo de interrupção, por quebrar o clima, mas percebeu certa apreensão na mãe do Biel. Ana voltou em seguida, sorriso estampado no rosto, e cochichou com Luciano. A emoção dos dois era perceptível, até que revelaram à fotógrafa a boa nova do dia:

— O embrião que passou por outra biópsia é 100% compatível com o Biel. É o irmãozinho que vai salvá-lo – explicou Ana.

A notícia trouxe ainda mais alegria e diversão ao ensaio, enquanto Samara se sentia agradecida por participar de momento tão especial na vida daquela família que acabara de conhecer.

Nova consulta foi agendada para dali a um mês para a implantação do embrião. Embora o ideal fossem dois embriões, eles só tinham um e isso já os enchia de esperança. Biel acompanhou os pais e feito o procedimento, enquanto estavam na sala de descanso, todos colocaram as mãos sobre a barriga de Ana e fizeram uma oração para que o bebê fosse saudável e forte. Saíram de lá no final da tarde com a recomendação de repouso absoluto por um dia e, depois, rotina normal. Somente após vinte e um dias, Ana deveria fazer o exame de sangue para testar se estava realmente grávida, contudo, antes disso, ela não se conteve e comprou um teste na farmácia que, mesmo numa listra bem clarinha, acusou a gravidez. O casal ficou tão eufórico que acordou Biel para contar que o irmão ou irmã que iria salvá-lo estava a caminho.

# Capítulo 23

## Desesperança

Finalmente, a vida da família engrenou rumo à alegria. A casa estava praticamente pronta, Ana grávida de um bebê para ser doador do irmão, ela e Luciano tinham aparado arestas do passado e as crises do Biel estavam cada vez mais espaçadas. Com a disciplina de um especialista em processos gerenciais, Luciano entendeu que era hora de pesquisar sobre onde fazer o transplante de medula óssea do Biel e quais caminhos poderia tomar para chegar a mais essa fase da cura. Ele já tinha informação de que o tratamento na rede particular não custaria menos que R$ 1,5 milhão e que, se não conseguisse pelo Sistema Único de Saúde, talvez precisasse recorrer à Justiça para garantir o transplante.

Era nisso e se teria mais um menino ou uma menina que Luciano mais pensava naquele dia. Ao chegar em casa, após o trabalho, cheio de novidades sobre suas pesquisas em relação ao transplante, ele encontrou Ana abatida e preocupada.

— Ah, Lu! Meu dia não foi legal. Senti uma dor diferente aqui na barriga – apontou o baixo-ventre – e quando fui ao banheiro percebi uma mancha marrom na calcinha… Dizem que é comum quando o embrião está se fixando no útero…

Com tantas reticências, o casal achou melhor ir ao hospital. Escolheram uma unidade que conheciam bem, inclusive que Biel frequentava durante as crises. Na triagem, a enfermeira associou rapidamente Ana e Luciano ao menino do Programa da Eliana e logo foram encaminhados para a ginecologista, que recomendou um ultrassom endovaginal, o mais adequado no início da gestação. Luciano começou a se preocupar, suas mãos transpiravam e um estranho medo subia pela espinha cada vez que seus olhos encontravam os de Ana, igualmente assustados.

— Doutor, está tudo bem? – Luciano quebrou o silêncio.

O médico parou por algum instante os movimentos com a sonda do aparelho ainda dentro de Ana, encarou os dois com olhos preocupados e respondeu com a voz baixa:

— Não está nada bem. Aqui tem um saco gestacional, porém sem batimentos cardíacos. Existe um embrião sem vida.

Ana gemeu e emendou o choro. Luciano sentiu vertigens como se fosse ser engolido por um buraco sem fundo, desespero e, de novo desesperança. Ouviram sem escutar as orientações dos médicos sobre ela procurar o doutor Edson no dia seguinte para saber o que fazer e foram embora, visualmente abraçados, mas verdadeiramente escorados um no outro para não desabarem.

— Calma amor! Eu já vi pessoas que acham que perderam e num segundo ultrassom o coração voltou a bater. Deus não vai nos abandonar agora!

A esperança e a fé persistiam.

A caminho de casa telefonaram ao doutor Edson, que recomendou que descansassem no fim de semana e retornassem à clínica na segunda-feira para outro ultrassom. Assim que desligaram, ambos choraram e oraram ao mesmo tempo.

— Deus, dê vida ao meu bebê! – Ana implorava em voz alta entre lágrimas.

Assim que chegaram em casa, as dores se intensificaram e Ana decidiu tomar uma ducha morna para aliviar as cólicas. No primeiro instante surtiu efeito, porém, minutos depois voltaram com mais intensidade e, nesse sumir e reaparecer das fincadas, Ana entendeu que eram as contrações do aborto. Minutos depois o sangue desceu como larva quente por suas pernas, vermelho vívido, às vezes bem líquido outras em grandes coágulos, tudo formando um aterrorizante lago no chão do box para depois escoar pelo ralo. Juntos eram engolidas a esperança e a alegria que tinham morado por alguns dias naquela casa, e a chance de cura do Biel.

A movimentação acordou Biel que, ao passar em frente à porta do banheiro, viu a mãe sangrar, o pai desesperado tentando apoiá-la.

— O que está acontecendo?

— Mamãe perdeu o bebê, filho! – Luciano respondeu automaticamente e em prantos.

— Mas, e agora mamãe, quem vai me salvar? – perguntou o pequeno Biel, voz mais curiosa do que chorosa, embora qualquer fosse o tom cortaria os corações dos pais, como cortou.

Ana e Luciano não sabiam como responder muito menos como dar esperança ao filho, mesmo porque tinham acabado de perdê-la. Ocuparam-se de se limpar, dar carinho ao menino e descansar.

Mas aquela que seria uma das mais difíceis noites da vida deles estava só começando. Poucas horas depois, ouviram gemidos do quarto de Biel e o encontraram se contorcendo com dores na barriga. Era evidente que começava mais uma crise. Ana conseguiu se trocar e, ainda sangrando muito, saiu com marido e o filho para o hospital. Minutos antes de entrarem no carro, o menino pediu que levassem uma sacola com os brinquedos dele.

— Depois seu pai busca, filho!

— Quero agora mamãe, porque se Deus for me levar quero colocar todos os meus brinquedos no trono Dele.

Lágrimas rolaram fartas pelos rostos de Ana e Luciano. Eles cataram os brinquedos que o filho queria e seguiram para o hospital. A expectativa dos pais é que o menino seria medicado e voltariam para casa, mas, daquela vez, nem a morfina aliviava as dores e Biel gritava e pedia sem parar que lhe dessem outro remédio. Ana observava o relógio girar lento e sem piedade até que se cumprisse o intervalo mínimo entre uma dose e outra da medicação e Biel não parava de gemer e gritar um segundo sequer. Trinta e seis horas depois de entrar com o filho no hospital, ainda trocando absorventes em intervalos curtos por causa do sangramento do aborto, tomada pelo desespero, Ana acionou a filmadora do telefone celular e passou a registrar os gemidos de Biel. Vinte e oito segundos apenas do rosto e parte do tronco do menino, enquanto uma mão massageia a barriguinha e ele geme sem intervalos.

— Ai, ai, ai mãe!

Vinte e oito doloridos segundos em que quem assiste tem vontade de apertar o botão de pausa ou fechar a janela do vídeo para cessar a própria dor de assistir o sofrimento do menino. Tomada pelo desejo de pausar para o resto da vida o sofrimento do menino e, imersa nessa angústia, sem ao menos consultar Luciano, ela reabriu a vaquinha *on line* para reiniciar a arrecadação de dinheiro e postou as duas notícias do Facebook; tinham perdido o bebê mas não desistiriam e iam começar tudo de novo. Preocupada com as inúmeras notícias de golpes, anexou laudos, imagens do ultrassom e, pela primeira e única vez, postou o vídeo de Biel durante aquela crise. "É contra isso que luto", escreveu.

Na segunda-feira, com Biel ainda internado, Ana e Luciano pediram à Alexsandra, irmã de Luciano, para cuidar do sobrinho e foram à consulta marcada na Fertility. Ao entrarem no consultório, Dr. Edson perguntou:

— Cadê meu amigo?

— Está internado, doutor! Está muito ruim dessa vez. Estamos desesperados! – a voz embargada de Luciano mostrava o quão em frangalhos estava seu coração.

— Calma! Vamos salvar ele dessa!

— Doutor, a verdade é que não temos mais dinheiro...

— Vamos salvar ele. Estou falando que vamos salvar ele! Eu não vou cobrar a minha parte na nova inseminação e o que precisarem de medicação vocês pegam aqui na clínica e pagam quando puderem. Inclusive os remédios vão sair a preço de custo e vou conversar com o doutor Ciro para ver se ele consegue dar um bom desconto na parte dele.

O médico falava com firmeza e num só fôlego, como se para não deixar dúvidas de que estava ao lado daquela família. Encarou Ana, lágrimas descendo pelo rosto dela e emendou:

— Ana, a culpa não foi sua. Nós retiramos algumas células a mais de um embrião para refazer a biópsia e isso pode ter influenciado na não evolução dele. Foi uma tentativa e faremos outras. Vocês não podem se desesperar agora pois precisam ajudar o filho de vocês a sair dessa crise. Vão para casa, pensem na minha proposta e voltem para me dizer se vão continuar.

Luciano e Ana saíram da clínica mais aliviados, porém ainda divididos sobre o quanto teriam de forças e dinheiro para seguirem tentando gerar o outro filho. Mentalmente, o pai de Biel fazia contas, já que agora não precisaria mais de outros quarenta mil reais, como haviam investido até ali. Contudo, decisões mais urgentes clamavam pela atenção dele, como o filho internado em crise e os exames que a Ana tinha que fazer para avaliar se ainda precisava da curetagem para limpeza de resíduos da gravidez perdida. O procedimento, que consiste na raspagem das paredes do útero com uma cureta foi descartado, o que foi um alívio para a família, pois é desconfortável e sempre apresenta algum risco, além de que ela queria ficar perto do Biel no hospital.

# Capítulo 24

## Doutor Anjo

Nesse ponto da jornada para a cura do filho, Ana já tinha se enturmado com mães de crianças com anemia falciforme e outras doenças do sangue de todo o Brasil. Elas se descobriam por meio das redes sociais e se uniam em grupos no Whatsapp, onde trocavam experiências, informações e se apoiavam. No dia que Ana relatou no grupo que tinha perdido o bebê, uma mãe digitou: "Vocês já tentaram em bancos de medulas? Tem uma menina internada em um hospital particular de São Paulo que tinha talassemia e que fez transplante com medula de doador que não é parente. A mãe dela também não conseguiu ter um bebê por inseminação".

Ana leu e releu a mensagem várias vezes para ter a certeza de que não tinha entendido errado. "Eu entendi certo! Meu Deus, o Senhor está me mostrando mesmo um novo caminho? O Senhor está me mandando mais esperança?", ela se perguntava e ao mesmo tempo digitava para pedir informações. "Alguém tem o telefone dessa mãe?". Algum tempo depois, o contato de Juliana Roma apareceu no grupo como resposta à pergunta. Ana abraçou o celular feliz, incrédula, eufórica e enviou uma mensagem para Luciano replicando o que tinha acabado de saber.

— Liga pra ela, Lu! Tenho vergonha.

A tremedeira também tomou conta de Luciano enquanto lia a mensagem da mulher. Ele estava no trabalho, ainda era a metade da manhã, por isso passou a contar os minutos que faltavam para a hora do almoço, quando teria tempo para se concentrar numa conversa com Juliana. Enquanto isso passou a pesquisar na internet sobre as possibilidades de recorrer a um doador de banco de medula em caso de anemia falciforme. As respostas não animavam porque o Sistema Único de Saúde não liberava o transplante se o doador não fosse parente além de que os riscos de rejeição eram grandes. Ele resolveu, então, pesquisar sobre o mesmo tipo de transplante para a talassemia e, igualmente, não parecia possível. É assim que a esperança ganha ares de monstro em poucos minutos. A empolgação do pai do Biel se apagava a cada informação nova que colhia na rede e, por um instante, ele pensou em não ligar para a mãe da menina transplantada, pois tinha quase certeza de que era tudo mentira.

Porém, quando chegou a hora do almoço, não se conteve. "O não eu já tenho! Vou atrás do sim!"

— Oi Juliana! Meu nome é Luciano e minha esposa conseguiu seu telefone num grupo de Whatsapp. Desculpa incomodar, mas é que nós temos um filho com anemia falciforme e gostaríamos de saber mais sobre o transplante da sua filha, pois soubemos que conseguiram a medula em um banco público. Minha esposa também tentou engravidar, mas acaba de abortar e o Biel está só piorando...

— Biel? Da página Cura do Biel?

A pergunta quase eufórica e carregada do sotaque nordestino pegou Luciano de surpresa.

— É sim...

— Não acredito que estou falando com o pai de Biel. Olhe, estou toda arrepiada aqui...

Porque no Ceará, e em quase todo o Nordeste, ninguém é pai "do" fulano ou "da" sicrana. No bom cearês, o pai é "de" alguém, homem ou mulher, e esse "olhe" não é para ver coisa alguma, quer dizer mesmo escute, preste atenção! O regionalismo talvez não chamasse tanta atenção se não saísse da boca da arretada, divertida e jovem nutricionista Juliana Roma, mãe do Rodriguinho, da Júlia e da caçula Lia, com dois anos e seis meses, diagnosticada com talassemia major.

A doença foi descoberta quando Lia tinha sete meses de vida, durante febre seguida por convulsão. A família ficou paralisada diante da notícia de que a bebê enfrentaria uma rotina mensal de transfusões de sangue, mas esse estado apático durou muito pouco. A inquieta Juliana mergulhou na internet para conhecer melhor o monstro que assombrava sua paz futura, já que as transfusões acarretariam diversos outros problemas para a filha a médio e longo prazos.

Cada vez que ordenava buscas sobre transplante de medula, o Google insista em lhe devolver o nome do mesmo médico. Vanderson Rocha estava em todas as páginas de resultados e sempre associado a diversas doenças do sangue e terapias. Simultaneamente, como a mãe do Biel, Juliana entrava em grupos de Whatsapp para interagir com as famílias de crianças com talassemia. Na medida que a procura pela cura da filha se espalhava, mais pessoas enviavam notícias e, entre elas, recebeu o *link* da reportagem sobre Maria Vitória e Maria Clara, protagonistas do primeiro caso da América Latina de bebê geneticamente selecionado para doar a medula para irmã. Novamente o nome de Vanderson Rocha brilhou na tela e fez com que Juliana passasse a procurar pelo médico, porém soube que ele morava na França e fazia atendimentos esporádicos no Brasil.

A esperança já ia murchando quando, num domingo qualquer de outubro de 2016, Juliana assistiu outra entrevista com o médico em um telejornal e decidiu procurar seu telefone mais uma vez na internet porque, para aquela cearense arretada, tanto fazia se a possível cura da filha estava no sudeste do Brasil ou depois do Oceano Atlântico. Iria atrás de qualquer jeito. Pela primeira vez, o Google mostrou o perfil do hematologista no Facebook. Juliana surpreendeu-se por não ter enxergado aquele caminho antes, mas mal sabia ela que não fora distração sua, pois a página era mesmo nova. Avesso às redes sociais, o médico só tinha se rendido a fazer parte daquela criação de Mark Zuckerberg por muita insistência da sua secretária. A competente Patrícia Britto, que fazia o meio-campo com pacientes do Brasil inteiro enquanto o patrão estava em congressos pelo mundo ou em Paris, onde morava, batia o pé para ele ter uma *fan page*.

O hematologista tinha se mudado de Belo Horizonte, sua terra natal, desde 1994, para Paris, onde se especializou em transplante de medula óssea com uma das renomadas pesquisadoras da área no mundo, a doutora Eliane Gluckman. A intenção inicial dele era dominar a técnica e trazê-la à capital mineira, onde não existia ainda um centro transplantador de medula. Estudioso contumaz, persistente e com grande facilidade para aprender idiomas, o médico mineiro recém-formado driblou as dificuldades iniciais com o francês e com todo tipo de preconceito em relação à sua origem sul-americana para emendar uma pesquisa atrás da outra até no ano seguinte conseguir uma bolsa de mestrado na Université Paris VII, e não parou mais. Dois anos depois, com apenas 28 anos, publicou um artigo na tradicionalíssima revista médica New England Journal of Medicine e chegaria em 2020 com mais de 300 artigos científicos publicados, o maior índice entre os pesquisadores da Universidade de São Paulo.

Porém, a surpreendente e bem sucedida jornada no continente europeu era conhecida no restrito universo da Ciência, até que ele se viu integrante da equipe médica que tratou o câncer do badalado ator e modelo Reynaldo Gianecchini. Coincidiu que, durante viagem da chefe da equipe, o transplante de medula realizado em 2012 ficou aos cuidados do doutor Vanderson Rocha que, repentinamente, se viu em jornais, programas de televisão de todo tipo, desde o matinal Ana Maria Braga ao Jornal Nacional. O hematologista passou a ser mais requisitado em seu país, portanto, fazia sentido o argumento da assistente de abrir para ele uma página no Facebook. Foi a própria Patrícia quem assumiu a tarefa enquanto ele ria do que achava uma bobagem, afinal, em meio aos desafios da medicina, só pensava que não tinha tempo para redes sociais. Mal podia imaginar que a intuição da secretária levaria Lia até ele, outro grande desafio e marco em seu legado de curas.

A *fan page* era magrinha, com raras postagens e pouquíssima informação de como o profissional atuava no Brasil, mas tinha o que Juliana Roma mais precisava, um número de telefone, e, o mais importante para uma noite de domingo, a possibilidade de enviar uma mensagem. Foi o que a mãe da Lia fez, narrando de uma só vez o problema da filha e seu interesse em um tratamento definitivo. Por via das dúvidas, Juliana anotou o telefone para ligar na manhã seguinte, mas não foi necessário. A secretaria fez contato e entregou à família de Lia a mais preciosa das notícias; o médico estava no Brasil naquela semana e podia agendar uma consulta.

Dois dias depois, numa quarta-feira, Rodrigo e Juliana com Lia adormecida no colo entraram no consultório do hematologista à espera de um homem de expressão séria e compenetrada, como a dos médicos importantes e muito requisitados, mas encontraram um largo sorriso que não sabiam bem se estava na boca, nos olhos ou no rosto inteiro. Quem se posicionou atrás da mesa do médico foi a pediatra assistente, enquanto doutor Vanderson preferiu ficar ao lado da família, como se já fosse parte dela.

A mãe da Lia observava cada movimento descontraído e a vontade do médico, muito próximo à cama em que a filha dela dormia. De imediato, a mãe da paciente se encantou por aquela postura que já indicava total desconfiguração da relação médico e paciente e enchia o ambiente de ternura. Mal sabia ela que sair do lugar do médico frio, profissional e distante era uma rotina na vida daquele doutor, que fazia questão de passar o telefone celular dele para todo mundo, não dispensava um abraço apertado de todo mundo e se envolvia pessoalmente com os pacientes e seus familiares.

A conversa franca e esclarecedora mostrou a Rodrigo e Juliana que o transplante de medula óssea era o único caminho para a cura de Lia e que primeiro testariam os irmãos para saber se eram compatíveis. Se Rodriguinho e Júlia não pudessem ser os doadores, optariam pela fertilização *in vitro* de um bebê geneticamente selecionado. Em último caso poderiam buscar um doador com altíssima compatibilidade em bancos públicos de medula, mas a possibilidade encontrar uma pessoa nos bancos públicos com HLA tão idêntico ao ponto de admitir o transplante para a talassemia era mínima.

— Será que ela não vai acordar? – perguntava o médico atento à menininha de cabelos encaracolados cor de mel ressonando na caminha do consultório. Encantada com o olhar terno do médico para a filha, Juliana percebeu nele uma vontade imensa de cutucar a bebê para despertá-la e se perguntava com qual propósito ele queria tanto a menina de olhos abertos. A resposta viria na próxima consulta, quando doutor Vanderson e Lia brincaram como duas crianças. Seria assim em todas as vezes que os dois se encontravam. Quando não era a máscara cirúrgica cortada na altura da boca para que ele fizesse caretas e arrancasse gargalhadas da menina, eram os dois rolando no chão.

Rodrigo e Juliana saíram do consultório decididos a testarem a compatibilidade dos filhos e, se não pudessem ser doadores, terem outro bebê para que aquele médico fizesse o transplante. Ao comentarem a escolha com a amiga que os acompanhava, ela questionou se não iriam buscar a segunda opinião com outro especialista. Rodrigo respondeu:

— Esse é o médico que vai curar minha filha! Não tenho dúvidas. Eu vi na franqueza com que falou com a gente, e na ternura com que olhou para a Lia.

Porém, os irmãos de Lia não eram compatíveis com ela e o ano inteiro seguinte foi marcado por tentativas frustradas de obter um embrião compatível e sem a doença. Foram oito fertilizações *in vitro* sem sucesso, o que levou Juliana a ingerir uma carga tão absurda de hormônios para estimular a ovulação que o médico dela contraindicou que continuasse com o tratamento. A notícia nocauteou o casal que, por orientação do ginecologista de Juliana, parou o tratamento por alguns dias para pensar e decidir se parariam de tentar engravidarem do bebê que seria o doador de Lia.

A semana não tinha terminado quando o próprio doutor Vanderson telefonou Juliana para avisar que o mais improvável tinha acontecido. Ele tinha encontrado um doador no banco público de medula com alta compatibilidade com a filha deles. Entre comemorações, o casal foi avisado dos riscos daquele transplante e, mesmo assim, resolveu seguir com o tratamento. Rodrigo não se permitia não tentar e levar para o resto da vida a dúvida se poderia ou não ter dado mais qualidade de vida à menina. Em maio de 2018, Lia protagonizou o primeiro transplante de medula óssea da América Latina de doador não aparentado para talassemia.

Essa história foi contada a Luciano no jeito veloz de falar da cearense Juliana, ainda internada com a Lia, já transplantada e a espera de que a medula nova começasse finalmente a funcionar. O horário do almoço de Luciano passou sem que ele percebesse, e sem que comesse, mas isso pouco importava, pois ele estava alimentado de esperança, de novo. E de medo, de novo, porque o tratamento da Lia tinha sido em hospital particular que não atendia ao convênio de Biel. Os honorários do hematologista também não eram cobertos pelo convênio deles.

— Você tem que conhecer esse médico, Luciano!

A última frase de Juliana ecoava na cabeça do pai de Biel durante todo o caminho para casa. Assim que encerrou a ligação, ele tinha telefonado para a Ana e contado tudo o que ouvira sobre o médico.

— Ela chama ele de doutor Anjo, amor! É isso que precisamos!

— Que bom, Lu! Deus está colocando os anjos certos no nosso caminho!

— Pois é, a consulta com ele não é barata e não temos mais dinheiro, mas eu vou atrás, vou dar um jeito.

# Capítulo 25

## O cara ousado

Luciano tinha o e-mail da secretária do médico, mas queria mesmo chegar até ele, contar a história do Biel e conseguir um desconto. Em casa, após o trabalho, pesquisou na internet até descobrir um e-mail que, apesar do domínio francês, parecia ser dele. Decidiu arriscar e escreveu mais uma vez a história do filho, desde o nascimento difícil, passando pelo aborto recente da mulher até às inesquecíveis trinta e seis horas de dor enfrentadas bravamente pelo menino. Gastou muito mais do que a uma página pretendida inicialmente e, talvez, o conceituado médico não tivesse tempo para ler tudo, porém Luciano queria que Vanderson soubesse que, se pudesse, pagaria integralmente pela consulta e tratamento do filho, o problema é que a latinha de economias do Biel e a vaquinha on line tinham se esvaziado com as tentativas para Ana engravidar.

A manhã seguinte trouxe a resposta do médico, objetiva, curta, mas capaz de arrombar a porta para a felicidade daquela família:

"Boa noite, Sr. Luciano.

Favor ligar para Aline e ou Márcia secretária e marcar uma consulta sem honorários.

Esperamos poder ajudar.

Dr. Vanderson Rocha"

— Mas, amor, não temos dinheiro para tratar naquele hospital – ponderou Ana.

— É a primeira saída que nos aparece e vamos seguir por ela, Ana. Descobriremos com o médico outras possibilidades – argumentou esperançoso e incansável.

Embora fosse gratuita, a consulta foi marcada com agilidade e, já que ia mesmo ao hospital Luciano combinou com Juliana de ir conhecê-la pessoalmente e visitar Lia. Vanderson tinha voltado a morar no Brasil no ano anterior e sua agenda já não era tão concorrida, embora continuasse trabalhando com a pesquisadora Eliane Gluckman no hospital Saint Louis, em Paris, dando aulas em Oxford, na Inglaterra, e rodando o mundo para congressos e pesquisas. A brincadeira entre os assistentes dele, pacientes, amigos e familiares é que, além das asas de anjo, tinha rodinhas nos pés, já que não parava quieto.

Quando Biel e a família chegaram ao hospital para a consulta, o menino esticou os olhos para o alto, depois para os lados e diante da inédita suntuosidade murmurou:

— Paiiiii... que hospital chic! Isso aqui é coisa de gente rica! É chic demais!

Enquanto preenchia a ficha na recepção, a maior preocupação de Luciano era de que alguma funcionária desavisada cobrasse a consulta, já que não tinha o dinheiro. Contou à atendente sobre o e-mail do médico e ela respondeu:

— Se ele falou está falado. Sem honorários!

Quando entraram no consultório, Vanderson abriu aquele sorrisão, na boca e nos olhos, exatamente como Juliana havia relatado, e, para Biel, abriu os braços. Sem vacilar, o menino correu e se aconchegou no colo dele.

— Esse hospital é chic demais, né doutor? – repetiu o menino ainda sob o efeito dos pisos brilhantes, dos vidros e inox lustrados, das paredes imaculadamente limpas, dos móveis planejados e dos assentos em couro.

O médico e as duas pediatras auxiliares não tiveram pressa e ouviram cada detalhe da vida de Biel, desde o nascimento prematuro, passando pelo diagnóstico da anemia falciforme, as incontáveis internações e a decisão da família de ter outro filho como doador de medula. Luciano e Ana narraram sobre a vaquinha virtual, as feijoadas e rifas e o Programa da Eliana. Doutor Vanderson ouvia atento e admirado. Ao final, encarou Luciano e murmurou:

— Cara, que ousadia você tem!

Entre uma repentina timidez e o bom humor, o pai de Biel retrucou:

— O senhor não viu nada, doutor! Se não tivesse me atendido, eu teria vindo com uma faixa enorme e ia acampar na porta desse hospital até você ver meu filho!

Riram descontraídos, e confiantes, principalmente um no outro. O médico tinha certeza de que aquele pai iria a pé ao Deserto do Saara para curar o filho e Luciano não tinha dúvida de que aquele anjo de jaleco poderia ajudá-los naquela caminhada em busca da cura. Enquanto conversavam, Luciano rastreava o consultório com os olhos. No móvel de madeira à direita dezenas de porta-retratos com pacientes guardavam histórias de cura que o pai de Biel desejou silenciosamente conhecê-las. "Será que alguma dessas famílias era pobre como a nossa?", perguntava-se em silêncio na tentativa de calcular as probabilidades daquele especialista tratar Biel. Foi quando seus olhos se depararam com um anjo de tecido branco com o nome "Dr. Vanderson" bordado em azul, um presente das meninas Maria Vitória e Maria Clara, que criaram o apelido de Doutor Anjo. "É isso, não é meu Deus? O Senhor nos enviou um anjo para guiar nossos passos até a cura."

— A primeira coisa que vamos fazer é cadastrar o Biel no banco de medula. Vocês vão coletar o sangue dele e levar ao Hospital Albert Einstein e poderemos saber se existe um doador compatível em qualquer parte do mundo.

O médico passou o contato no Hospital Albert Einstein para Luciano e explicou como se dava o transplante no caso da anemia falciforme. Na sequência deu a resposta que o casal precisava sobre a fertilização *in vitro*:

— Luciano e Ana, vocês são jovens e férteis. Esse é o caminho que vamos tomar. Tentem outro bebê e se não der certo, buscaremos alternativas. Se eu encontrar um doador 90% compatível em um banco de medula eu não vou fazer o transplante, mas se vocês gerarem um bebê 100% compatível eu faço porque eu tenho a certeza de que dará certo. Não desistam agora, porque já chegaram até aqui.

O casal saiu confiante da consulta e ainda passou no quarto da Lia para conhecerem a menina e Juliana Roma. Quando deixaram o hospital, Luciano, Ana e Biel estavam renovados, energizados e confiantes porque tinham a certeza terem encontrado um anjo. Foram direto à Fertility colher o material para levarem ao banco de medula e avisaram que apostariam de nova na fertilização.

Quando a família saiu, os pensamentos do doutor Anjo permaneceram por mais um tempo em Biel e na determinação de Luciano, o que o fazia desejar ainda mais a cura daquela criança. Embora amasse estar de volta ao Brasil, a falta de leitos no sistema público de saúde para tratamentos complexos como o transplante de medula óssea lhe causava um certo desânimo. Seu maior desejo é que meninos e meninas com anemia falciforme, a maioria de descendência negra e de famílias pobres, não tivessem que enfrentar crises e até o risco da morte para uma doença que podia ser tratada. Embora ele reconhecesse o SUS como um dos melhores exemplos de saúde pública no país, ainda existia muito o que evoluir, com inclusão de procedimentos e ampliação de sua capacidade de atendimento. O médico entendia que era complicado querer que fosse aplicado dinheiro público em fertilização *in vitro* para famílias de baixa renda que precisavam gerar um bebê para salvar outro filho, especialmente em um país com tantos déficits na saúde, contanto vinha se tornando o caminho mais seguro no caso de algumas doenças, como a anemia falciforme.

Desde o instante que recebera o e-mail de Luciano, doutor Anjo pensava em formas de ajudar a família. Estava decidido a tentar conseguir o transplante sem custo dentro no hospital em que trabalhava e a ajudar a divulgar aquela história, por isso passou a ligar para jornalistas que conhecia e relatar a luta de Biel. Num piscar de olhos, Vanderson se via completamente envolvido por mais aquela luta em meio às tantas que travava em seu cotidiano.

# Capítulo 26

## De volta ao começo

Mesmo com os médicos cortando honorários, a nova tentativa de fertilização *in vitro* com embrião selecionado ficaria em vinte e cinco mil reais. Esse foi o valor definido como meta para a nova vaquinha *on line*. Uma segunda campanha é sempre mais difícil de angariar recursos do que a primeira, já que alguns doadores se sentem quites com a causa e outros desconfiam do real destino da verba arrecadada, por isso o dinheiro pingava na conta. Ainda assim, Luciano e Ana retomaram as injeções para estimular a ovulação sem saber como pagariam pelo medicamento retirado na Fertility.

Vizinhos e amigos arregaçaram as mangas novamente. Dona Fátima retomou as feijoadas e tia Aparecida voltou às rifas e aos bingos. A fotógrafa Samara organizou mais um ensaio e os magos da agência Chairô criaram outra campanha. Em meio às boas notícias, a melhor era que a crises de Biel deram uma pausa.

— Amor, sabe em quanto está nossa conta de medicamentos retirados na clínica?

— Não sei, Ana. Por quê? – Para pensarmos em como pagar...

— Depois, se for preciso, eu vendo um dos meus rins – respondia bem humorado, emendando com uma gargalhada que soava, ao mesmo tempo, nervosismo e fé.

As brincadeiras tinham como único objetivo acalmar Ana durante o processo de estímulo da ovulação e para quando a gravidez se confirmasse. Em silêncio, ele bolava planos B, C, D e até E para o caso de tudo dar errado. Sem que a mulher percebesse, contatava produtores artísticos e empresários na esperança de realizar um grande show com a venda de ingressos destinada à cura do Biel. Sua cabeça tinha se transformado em uma máquina de inventar promoções em tempo integral.

Ana seguia a rotina de consultas dia sim, dia não na clínica para avaliação da maturação dos folículos, com hora certa para serem colhidos. Apesar dos cinco anos apenas, Biel estava sempre junto, hora segurava firme na mão da mãe, hora cantava e orava. O carisma e a fé do pequeno encantavam médicos, funcionários, enfermeiros e pacientes da Fertility, arrebanhando doadores, apoiadores e replicadores da campanha. Luciano tinha consciência de que o filho era seu melhor garoto-propaganda e usava disso sem se importar com quem o acusava de explorar a criança. Ele não podia se permitir sentimento de culpa ou dúvida naquele momento e, se estava "vendendo o filho" como leu em comentários nas redes sociais, era para "comprar a cura" do próprio menino.

Ana teve uma superestimulação ao ponto de a barriga se distender e doer. Os incômodos valeram a pena, porque foram fecundados dezessete embriões, todos enviados para análise.

Os dias seguintes foram de ansiedade e trabalho. Ana esperou menstruar para começar a medicação que preparava o útero para receber os embriões selecionados. No dia da implantação, ao chegarem na Fertility, é que a família compreendeu não se tratar de mais um negócio para a clínica nem para seus funcionários, mas sim uma causa. Em cada rosto, do segurança, passando pelos funcionários da limpeza ao próprio doutor Edson, via-se aquela alegria incontida que alarga um sorriso bobo, aquele olhar de incentivo que murmura sem voz a palavra "força", além de que tinham os mais exaltados que não poupavam abraços calorosos, como se fosse gente da família.

— Doutor, pode colocar um embrião só... hummm... não... coloca dois! Melhor colocar os dois, porque aumenta nossa chance...

Luciano e Ana enfrentavam a melhor dúvida de todo o processo para engravidar, pois não era tão simples saltar de dois filhos para quatro em menos de um ano porque ainda teriam que enfrentar muitos gastos com o transplante do Biel, para o qual nem sabiam de onde tirariam o dinheiro.

— Doutor, não tenho carro de sete lugares, mas isso a gente vê depois. Coloca os dois logo!

# Capítulo 27

## Tempo de girassóis

Lu, corre aqui! Ana gritou do quarto alguns dias depois da implantação dos embriões. Embora não fosse recomendação médica, ela se mantinha em repouso o máximo de tempo possível. Luciano encontrou a esposa com bastão de um teste de gravidez de farmácia. Eles tinham que esperar para fazerem o exame de sangue que confirmaria o sucesso do procedimento, contudo ela comprava os kits escondido de toda a família na ânsia de antecipar a resposta que tanto queria.

— Estou grávida! Estou grávida!

Ela gritava e chorava agarrada à própria barriga e Luciano em pé na porta do quarto sem conseguir avançar para abraçar a mulher por causa das pernas trêmulas. Biel correu, parou ao lado do pai por alguns segundos e, ao ouvir a mãe repetir que o bebê estava a caminho, correu até ela e compartilhou do choro.

A família decidiu manter a gravidez em segredo até aos três meses, quando fariam o ultrassom e confirmariam a evolução do feto. Somente pessoas muito próximas sabiam, e nem mesmo aos médicos contaram que tinham feito o teste rápido.

Luciano mantinha desconfiança em relação ao exame da farmácia, mas a quase confirmação da gravidez acendeu uma luz vermelha para ele em relação às finanças. A arrecadação de dinheiro por meio da vaquinha virtual não ia muito bem e a dívida já era de mais de dez mil reais só em medicamentos retirados na clínica de fertilização, sem falar que viriam mais despesas. O lado vendedor dele se agitou para arquitetar formas de estimular novas doações, contudo sem contar que o bebê estava a caminho. O pai de Biel tinha ouvido rumores no bairro de que a família inventava motivos para arrecadar dinheiro, já que tinha ganhado quase cem mil reais se somada a doação do Programa da Eliana aos valores arrecadados na primeira vaquinha *on line*. Na mesma época, amigos ouviram dentro do ônibus a insinuação de que a família construía uma mansão com os recursos, sugerindo que as doações não eram aplicadas ao tratamento do Biel.

— O problema, Fátima, é que esse tipo de fofoca dificulta novas doações... – comentou com a vizinha.

Fátima ouviu em silêncio, sugeriu que ele não se ocupasse com "aquela gente maldosa" e se concentrasse no que tinha de fazer. Porém, sem que Luciano soubesse, a brava senhora que comandava as feijoadas descobriu as origens das fofocas e foi tirar satisfação. Ela esperou o melhor momento e tocou a campainha de algumas pessoas com o mesmo recado:

— Venha cá, você assistiu ao Programa da Eliana? Sabe que aquela família precisava de uma casa melhor para evitar as crises do Biel e para ele ficar bem depois do transplante? Pois bem, você não comprou feijoada, rifa, não participou dos bingos e não doou um tostão, mas eu entendo, ajuda quem quer e pode, mas também não atrapalha!

Acabaram-se os boatos. Luciano seguiu o conselho da vizinha e se ocupou da nova divulgação da campanha. Ele decidiu procurar pelo Studio Düle, para renovar as fotos. A seção foi marcada e, dessa vez, anjos e girassóis ornaram o cenário em que Biel aparecia vestido com bermudão caqui, camisa branca e boina. Novamente o menino encarnou o personagem, esqueceu as poses de heróis e fez caras e bocas angelicais. A inteligência dele associada à consciência que tinha da importância daquele trabalho para a sua cura impressionavam a fotógrafa, que colhia em muitos cliques as muitas expressões que ele concedia. Enquanto ela dirigia o menino, os risos dele e dos pais completavam a atmosfera do estúdio. O clima foi quebrado quando o celular de Ana tocou. Ela se afastou para atender e voltou com os olhos marejados, segredou no ouvido de Luciano enquanto Samara, já aflita, parou o trabalho a observar o sorriso que se abriu no rosto do pai de Biel ressaltando as covinhas salientes das bochechas.

— Ana está grávida! Acabaram de ligar da clínica com o resultado do exame de sangue.

Biel largou a pose de modelo e correu para abraçar os pais e a fotógrafa abaixou a câmera a registrar com os olhos aquele instante. Mais tarde ela se arrependeria de não ter captado uma imagem que fosse, um vídeo de segundos apenas, para eternizar a cena, porém, por se sentir parte do time, correu para o abraço também. Samara passou a acreditar que seu estúdio estava predestinado a ser o palco das boas notícias da história do Biel.

Com a confirmação, Luciano se sentiu à vontade para dividir o segredo também com o doutor Anjo que tanto os incentivara a seguir em frente.

— Maravilha, Luciano! Parabéns!

— O senhor faz parte dessa vitória, doutor! Muito obrigado! Só seguimos em frente após aquela consulta! Agora torcer para a gravidez ir para a frente...

Doutor Vanderson não sabia explicar, mas tinha a certeza de que tudo daria certo daquela vez. Tinha tanta certeza, disse a Luciano, que já iria conversar no hospital para que coletassem e armazenassem gratuitamente o sangue do cordão umbilical dos bebês gratuitamente.

# Capítulo 28

## Esse bebê é nosso

O fantasma do aborto virou o companheiro de Ana, que mantinha rotina de exames de sangue com contagem do b-hCG, hormônio produzido durante a gestação que tem a função de manter a gravidez. Os valores tinham que ser crescentes até à décima-segunda semana de gestação, por isso vigiava sistematicamente os resultados. Num domingo de julho, ao conferir os números do último exame, Ana percebeu que a contagem, antes em 1.200 tinha caído para 600, o que podia indicar aborto. O pranto tomou conta dela:

— Eu perdi o bebê! Eu perdi, Lu!

O casal correu para o hospital com o resultado, muita informação coletada na internet e tomados pelo pavor.

— Como você vem de um aborto, pode ter acontecido sim... A resposta lacônica da médica aumentou o desespero deles. Talvez se ela soubesse o caminho que Luciano e Ana tinham percorrido até ali e quantas esperanças estavam depositadas naquele bebê tivesse dito primeiro para que ficassem calmos e, depois, vamos fazer outro exame. Ainda bem que fizeram, porque o resultado, no mesmo dia, confirmou que a gestação evoluía e, possivelmente, o primeiro laboratório tivesse cometido um erro. Munidos de novas esperanças, eles voltaram para casa tranquilos.

Luciano percebeu que Ana continuou nervosa e agitada, mas decidiu esperar que ela se acalmasse com o passar do tempo e da evolução da gravidez. Três dias após essa ida ao hospital, tarde da noite, ele saiu do banho, entrou no quarto e a esposa se sentou na cama muito agitada:

— Amor, tô passando mal. Meu coração tá acelerado.

Ela já tinha tido arritmias anteriores mas exames não tinham indicado qualquer doença cardíaca. Em todas as ocasiões, os médicos concluíram que o descompasso do coração advinha da ansiedade, porém aconselharam que, quando ocorresse, deveriam procurar o pronto-atendimento.

Por isso, e por causa da gravidez, Luciano sugeriu irem à UPA mais próxima. Na unidade, o médico diagnosticou taquicardia preocupante, próxima aos duzentos batimentos cardíacos por minuto e achou necessário intervir, porém, como Ana estava grávida e ele não dispunha da medicação adequada, sugeriu que Luciano a levasse até uma maternidade.

— Os remédios que temos podem ocasionar aborto. – explicou o plantonista.

Passava da meia noite quando chegaram à maternidade, coletaram mais sangue para exames e medicaram Ana para que ela se acalmasse. Estava em meio a uma crise de ansiedade aguda, diagnosticaram.

A partir daí, Luciano saia preocupado de casa e as horas se arrastavam no trabalho. Ele telefonava e enviava mensagens para a mulher várias vezes para saber como ela se sentia. Dois dias depois, o celular dele tocou na hora do almoço e ouviu da voz de Ana o que mais temia:

— Lu, corre para casa que estou sangrando. Acho que perdi o bebê!

No primeiro instante, o coração dele deve ter chegado também aos 200 batimentos por minuto, mas, no segundo seguinte, ele se encheu de uma certeza que nunca saberia de onde tirou para responder à mulher:

— Chega de falar isso. Esse bebê é nosso e ninguém vai tirar ele da gente. Foi Deus quem deu. Pode se trocar que estou indo te buscar para irmos ao hospital.

Luciano dirigiu acelerado até em casa, onde encontrou Ana já no banheiro e sangrando bastante. Correu até à rua e gritou pela sogra, que morava em frente. Quando voltou se deparou com Biel parado no corredor a olhar a mãe às voltas com a hemorragia, espalhada pelas pernas e mãos.

— Vai para seu quarto, filho! Deixa o papai ajudar a mamãe!

Surpreendentemente, Biel não parecia assustado ou amedrontado. Ele se afastou obediente, mas, ao invés de ir para o quarto, procurou pelo irmão mais velho e os dois se ajoelharam no chão da sala de visitas:

— Danyel, vamos orar porque a mamãe está perdendo o bebê.

As orações dos meninos em voz baixa eram abafadas pelo choro e gritos de Ana:

— Eu perdi o bebê! Senhor, não faz isso comigo! Eu perdi o bebê!

Em pé no meio das duas cenas, Luciano se ateve mais tempo na paz que emanava das crianças, uma lição de fé, e novamente teve a certeza de que não estavam abandonados à própria sorte. Ele segurou Ana com firmeza pelos braços e repetiu:

— Você não perdeu! Esse bebê é nosso!

Ainda que tivesse muita fé, Ana era também objetiva. O sangramento era intenso demais para não ser um aborto e, para ela, as palavras de Luciano eram fruto de um homem sonhador.

— Para de criar expectativas. Estou sangrando mais do que da outra vez. Você está criando uma ilusão na sua cabeça. – gritou e caminhou para o carro forrando várias toalhas no assento, porque o sangue empapava sua roupa.

— Para você, Ana! – Luciano gritou de volta. – Quando o médico disser que perdemos o bebê eu aceito. Por enquanto, esse bebê está aí.

O caminho até o hospital foi de desespero e choro. Ana sentia-se arrasa-

96 |

da e, principalmente, fracassada. Enquanto o marido tinha conseguido o que lhe parecia impossível para viabilizar um tratamento restrito a pessoas muito abastadas, ela era incapaz de segurar uma gravidez. Em meio aos soluços, questionava os motivos de Deus submetê-los àquela provação.

— Xi! Vocês estão vindo de um aborto e agora tudo isso… possivelmente é outro aborto! Vou pedir um ultrassom. – explicou a médica que os atendeu.

Talvez se ela imaginasse um terço da história daquela família…

Ana se virou para Luciano e sentiu pena da dor que transpareceu nos olhos do marido, incapaz de encará-la de volta. Ao mesmo tempo, percebia nele uma incompreensível certeza de vitória.

Na sala de exame, o casal encontrou o mesmo médico que poucos meses antes tinha feito ultrassom abdominal do Biel para saber se o baço dele apresentava problemas, uma complicação grave da anemia falciforme. Ele cumprimentou a família e, ao reconhecê-los, perguntou pelo menino.

— Está bem doutor, mas terá que retirar o baço. – respondeu Luciano sem esconder a ansiedade.

— Essa doença é muito cruel… – completou a médico enquanto ligava o aparelho e preparava Ana para o exame.

— Demais, doutor, mas esse bebê que está na barriga de Ana é quem vai salvar ele.

Ana sentiu uma pontada no coração ao imaginar como Luciano reagiria ao saber que não tinha mais um filho a caminho. Ela percebeu o olhar preocupado do médico para o marido enquanto começava o exame, as imagens brancas dançando na tela preta do monitor. Ana desviou os olhos para o teto e o silêncio foi interrompido:

— Tum-tum-tum-tum-tum-tum…

Mãe de dois, ela conhecia muito bem aquele som e seu coração alinhou o ritmo com aquele bater, lágrimas subiram velozes e escorreram pelo rosto dela quando ouviu:

— Está aqui, e o coraçãozinho batendo. Saco gestacional íntegro, tudo bem com o bebê!

Incrédula, Ana encarou Luciano, olhos marejados, as duas covinhas salientes das bochechas denunciando que por trás das mãos que tapavam a boca escondia um largo sorriso. Ela murmurou:

— Que fé! Que fé que você tem, amor!

— Eu não disse que esse bebê é nosso? Ninguém vai tirar ele da gente!

O exame revelou que era feto único e que o sangramento era proveniente do descolamento do saco gestacional, enquanto o outro embrião tinha sido abortado. A outra gravidez estava preservada, mas a placenta também apontava descolamento, o que exigiria de Ana repouso absoluto.

# Capítulo 29

## De lavador de roupas a assessor de imprensa

A nova casa da família estava quase pronta, mas faltavam arremates e dinheiro. Os amigos se uniram de novo e Heleno e Maria custearam piso e azulejos da casa, Nelson e Cleise assumiram os boxes, o tio Paulo pintou as paredes, o Zezinho, amigo do pai de Luciano, apareceu para fazer as instalações elétricas e vários amigos e parentes cuidaram da mudança.

Ana passava o dia deitada. Com os pais em viagem, a irmã e a sogra operadas, Luciano conciliava as tarefas domésticas com o trabalho na empresa. Acordava todos os dias mais cedo, preparava o café e o almoço da família e deixava tudo organizado, inclusive o prato da esposa no micro-ondas. Danyel ajudava com Gabriel nas tarefas da escola e no que fosse preciso.

No intervalo para o almoço, que costumava fazer na própria empresa, nesse período Luciano ia em casa só para deixar Biel na escola. As roupas para lavar e passar esperavam ele voltar no fim do dia. O que não resolvia durante a semana esperava pelo "mutirão" da faxina do fim de semana, composto por ele, Danyel e Biel. Essa rotina durou três meses, até que Ana foi liberada do repouso e só o faxinão semanal continuou missão dos homens da casa. Mas logo outro sangramento proveniente de placenta baixa devolveu Ana para o repouso.

Nada disso cansava ou incomodava Luciano, que classificava tudo muito pequeno diante do desafio de viabilizar o transplante de medula do filho, já que o doador chegaria em breve. O plano de saúde da família não bancava o procedimento e o custo no hospital pretendido girava entre oitocentos mil e um milhão de reais, já descontados os honorários do doutor Vanderson que, impressionadíssimo com a garra do pai do Biel, estava decidido a não cobrar sua parte no tratamento.

O vendedor incrementou as postagens nas redes sociais e voltou a procurar por jornalistas do Brasil inteiro para aumentar a visibilidade em torno da história do filho. Cada vez que Biel aparecia na mídia, os contadores de seguidores no Instagram e no Facebook disparavam e a vaquinha voltava a receber doações. As poucas horas de sono levavam Luciano para um sonho delicioso em que aparecia alguém muito rico disposto a custear o tratamento, contudo, ao acordar, se deparava com outra realidade, porque além das portas que se abriam, outras viviam fechadas e silenciosas ao bater dele, como são as portas, duras, inanimadas e incapazes de se escancararem sozinhas.

Até contra os esperados nãos, o pai de Biel insistia, persistia, como se para checar alguma mudança de ideia, ou por ter o otimismo em seu DNA. Outras negativas o surpreendiam e decepcionavam, como a da médica coordenadora da equipe responsável pelo tratamento do Biel no hospital público em que o menino era cadastrado desde bebê. Muito resistente ao transplante de medula óssea para a anemia falciforme, na última consulta, ela avisou que não encaminharia o menino para o procedimento por acreditar que o risco era alto. Até aí, Luciano entendeu como opinião médica divergente, mas o que veio a seguir o desconsolou:

— Gostaria também que não passasse o número do meu celular para outros médicos que atendem ao Biel porque não vou falar sobre o caso dele. Entenda que isso me coloca numa posição injusta com os demais pacientes, já que nenhum deles têm esse acesso direto a mim.

Não! Luciano não entendia, como não entendeu o pedido seguinte de que não mais postasse fotos dela nas redes sociais do Biel e não a indicassem como fonte de entrevistas para a imprensa em geral, porque ela não ia se envolver em reportagens, assim como ele não estava autorizado a citar o nome do hospital.

Até aquele instante, Luciano alimentava a esperança de, se Vanderson Rocha não conseguisse um hospital para coletar e armazenar o sangue do cordão umbilical sem custos, poderia pedir ajuda àquela médica, mas o plano B fracassou antes do A. Precisava pensar no C. "Biel está prestes a nascer mas não temos onde armazenar as células-tronco contidas no sangue de cordão", inquietava-se.

Instintivamente, Luciano preparou uma lista de jornalistas especializados em saúde de todo o Brasil e enviou um relato sobre a luta para curar o filho. A jornalista Cilene Pereira, da revista IstoÉ, foi a única que telefonou de volta para apurar melhor o assunto e a eloquência do pai de Biel a conquistou. Como a técnica de fertilização *in vitro* com seleção de embrião não era inédita, ela logo percebeu que a pauta perdia o toque de novidade, o chamado gancho no jargão jornalístico, porém, a batalha daquela família era uma linda história e merecia ser contada para o país inteiro. Cativada, Cilene defendeu a publicação da reportagem junto aos editores da revista.

Luciano não sabia, mas tinha buscado ajuda de quem conhecia bem a luta pela saúde. Cerca de um ano antes, com 52 anos, a própria jornalista esperava por um fígado para deter os avanços de uma doença rara genética que começava a comprometer alguns de seus movimentos, como caminhar e comer. Em 18 de outubro de 2018, sob o título "Irmão salva-vidas", a matéria estampava a foto de Biel vestido com uma camiseta do Homem-Aranha, braços para cima com os punhos cerrados a exibirem toda a força que ele carregava. Ao fundo, Ana exibia a barriga com mais três meses de gestação, abraçada a Luciano.

Foi com a veiculação da matéria que Ana e Luciano perceberam concretamente como tinham ido longe e que não fazia sentido temerem por fracassos dali em diante. Somente ao ler a própria história na revista, o casal compreendeu que realmente podia mudar o futuro do filho, mesmo sem dinheiro, e que, para isso, deveria continuar buscando ajuda. No mesmo dia, Luciano afugentou os medos e montou um planejamento no qual listava potenciais colaboradores da causa que pretendia procurar. Entre eles aparecia a doutora Belinda Simões, chefe da Unidade de Transplantes do Hospital das Clínicas de Ribeirão Preto.

Luciano sabia que através dela poderia conseguir o transplante do Biel pelo SUS, contudo estava a mais de trezentos quilômetros de distância, ou seja, quatro horas de viagem, do centro médico em que a médica trabalhava. Ele tinha três importantes motivos para não se deslocar tão longe sem ter a certeza de que era realmente necessário: Ana estava grávida e não queria submetê-la à viagem nem se afastar dela, já faltava bastante ao trabalho e sabia que no final de semana não encontraria a médica no hospital e, por fim, mas igualmente importante, precisava economizar.

O pai de Biel passou a telefonar insistentemente ao HC de Ribeirão Preto para falar com a médica, porém sem sucesso. Audacioso, um dia anunciou à secretária que era do Hospital das Clínicas de São Paulo e quando doutora Belinda atendeu disparou:

— Doutora, eu menti e não sou do HC em São Paulo. Sou pai de paciente e preciso de dois minutos da sua atenção.

O silêncio do lado de lá o fez temer que a médica tivesse desligado. Por fim, ela respondeu:

— Se for dois minutos tudo bem.

Luciano começou a falar como uma metralhadora, tentando fazer seis anos caberem em 120 segundos, mas o cronômetro do relógio parecia mais veloz do que as palavras que conseguia articular, dividido entre os esforços para não esquecer alguma informação e não dizer o que não era importante. De repente, doutora Belinda o interrompeu:

— Calma! Não consigo compreendê-lo assim. Fala tranquilo que vou ouvir tudo.

Ele respirou aliviado, puxou o ar e recomeçou, narrou passo a passo a busca por recursos financeiros para gerarem outro filho compatível e, agora, a esperança de realizarem o transplante pelo SUS caso não conseguissem custear as despesas em um hospital particular.

— Luciano, que história linda. Claro que aceitamos fazer o transplante do Gabriel – ela respondeu como se fosse a convidada para uma festa importante, para daí prosseguir com a má notícia – Só não temos estrutura para fazer pelo sangue de cordão. Teríamos que esperar o bebê completar cinco ou seis anos para que ele doasse a medula ao irmão. Se quiser vir a Ribeirão Preto atendo vocês para explicar como funciona.

Luciano nunca encontrou pessoalmente com doutora Belinda, mas ela seria lembrada por toda a vida pela família como aquela porta que se escancarou quando bateram. O fato de terem que esperar mais seis anos não resolvia, mas tranquilizava saber que era mais uma chance.

— Se o doutor Vanderson conseguir pelo hospital em que atende seu filho estará nas mãos do melhor médico e numa excelente estrutura, caso contrário, aguardaremos vocês aqui na hora certa.

Enquanto isso, Vanderson tentava emplacar um antigo projeto dentro do hospital em que trabalhava, que consistia na criação de um programa de filantropia que pudesse acatar dez crianças de baixa renda por ano, todas com urgência no transplante de medula óssea. Ele próprio e sua equipe renunciariam aos honorários nesses atendimentos, contudo, naquele local ele nunca conseguiu levar o sonho adiante. Receoso até mesmo de não conseguir uma equipe que coletasse o sangue do cordão umbilical do bebê de Luciano, ofereceu à obstetra de Ana um curso para que ela mesma recolhesse o material e o acondicionasse corretamente para que o próprio Luciano levasse ao hospital particular que tinha se oferecido para armazenar as células congeladas sem custos para a família.

— Doutor, eu ainda não tenho onde fazer o transplante... – explicou Luciano.

— Calma! Esse é outro problema que resolveremos mais à frente. Quando se aproximou a data do parto, o médico disse à família para não se preocupar com a coleta do material, porque um hospital particular enviaria sua equipe para isso, sem custos.

# CAPÍTULO 30

## Eu te amo, Vítor

Na manhã de 18 de março de 2019, a família Cano de Oliveira despertou cedo e eufórica para ir à maternidade, em São Bernardo do Campo. Ao mesmo tempo, em Osasco, na sede do SBT, jornalistas, câmeras e auxiliares técnicos conferiam os equipamentos para pegarem a estrada rumo à cidade de Biel. E, em São Paulo, do bairro Bela Vista, uma equipe de enfermagem checava o material que precisaria antes de sair rumo à mesma maternidade.

Na cabeceira da maca de Ana, enquanto esticava o pescoço para ver o trabalho da obstetra, Luciano se lembrou do quanto desejou ser médico e seguir justo aquela especialidade, mas as condições financeiras da sua família não permitiram que prosseguisse com o sonho. A memória emendou essa lembrança com a do parto do Gabriel e um frio percorreu sua espinha. Ele sacudiu a cabeça para afastar os pensamentos negativos e segurou com mais força a mão da esposa. O choro estridente de Vítor espantou todos os medos e, alheio à movimentação da equipe de reportagem e de enfermagem que recolheu a placenta para coletar o sangue do cordão, Luciano se viu soluçando abraçado à esposa.

Como Ana não teria uma gestação a termo, pois o parto tinha que ser em uma cesárea programada, o casal sabia do risco de não se ter grande quantidade de sangue armazenada no cordão umbilical e, consequentemente, não atingirem o volume de células necessárias para o transplante. Mesmo emocionado com o nascimento de Vítor, Luciano ouvia a enfermeira comentar com sua equipe:

— Nossa! Quanto sangue aqui! Que bom! – ordenhava o cordão e repetia – tem bastante sangue! Excelente!

Finalmente, Vítor veio para os braços e o peito de Ana, pesando 3,233 quilos. A imagem do filho no colo da esposa fez com que Luciano se entregasse ao choro e às orações. Enquanto a cirurgia era finalizada, ele deixou a sala de parto para encontrar os familiares na sala de espera. Biel desvencilhou-se dos avós e correu para o abraço do pai.

— Filho, falta pouco para você ser curado. Eu prometo! – disse Luciano abaixado diante do menino.

Biel mantinha-se feliz e eufórico, mas muitos adultos se perguntavam o quanto ele conseguia compreender a importância do nascimento de Vítor. A resposta veio quando Ana foi levada para o apartamento, deitada na maca e com o bebê já limpo e trocado no seu colo. Biel saltou da poltrona no canto do quarto, correu na direção da mãe e do irmão sem se importar com a equipe de televisão que seguia Ana a todo momento. Com os olhos marejados, o menino encostou a cabeça na barra de proteção da maca e cantou:

*Confio em Ti, confio em Ti*
*Eu creio Tu és a cura*
*Creio que tu és tudo para mim*
*Creio que Tu és a vida*
*Creio que não há outro igual a Ti*
*Jesus, eu preciso de Ti*

A equipe de tevê se rendeu ao choro e à emoção que tomavam conta de Ana, Luciano e Danyel. Uma das coordenadoras do hospital se afastou em lágrimas após pedir desculpas e informar que não tinha estrutura para ser só uma profissional naquele instante. Alheio a tudo isso, Biel terminou a serenata improvisada para o irmão, passou a mão de leve na cabeça do bebê e murmurou:

— Vítor, eu te amo!

Em seguida, olhou pálido para o pai e disse:

— Papai, estou passando mal porque estou muito emocionado. Meu coração está acelerado, papai.

Luciano pegou o filho no colo até acalmá-lo e, de novo, orou.

Embora um dos preceitos da fé cristã seja não questionar a Deus sobre os porquês e sim que ele mostre os "pra quês", Luciano e Ana percorreram o longo caminho até o nascimento de Vítor com muitas perguntas em relação ao sofrimento enfrentado. Para eles, as respostas começaram a chegar com o resultado do teste do pezinho de Vítor. Dos dois embriões implantados, um deles tinha o traço da anemia falciforme e foi justo esse embrião que foi abortado.

O sangue de Vítor foi submetido a um exame de tipagem HLA para confirmar a compatibilidade dele com Biel. Com o resultado em mãos, Luciano abriu o envelope, pois ainda temia um equívoco na escolha do embrião ou algo parecido. Sentiu-se analfabeto diante dos números e gráficos, mas não se deu por vencido, fez download do arquivo e enviou ao doutor Vanderson.

— Doutor, me ajuda! Não sei ler isso não.

Ao receber a mensagem, o médico ser divertiu com a ansiedade do pai do Biel, mas não sem compreender o nervosismo. Alguns minutos depois, digitou a resposta via Whatsapp para Luciano:

— Eles são totalmente compatíveis!

Os genes HLA estão presentes em praticamente todas as células do nosso corpo e eles coordenam as respostas do organismo a diversas doenças, bem como aos transplantes de órgãos ou de medula óssea. Quanto maior a semelhança entre os genes HLA do doador e do receptor, menores as chances de rejeição. Essa era a mágica que o geneticista Ciro Martinhago tinha feito, escolher um embrião com o HLA idêntico ao do Biel.

Três dias após o nascimento de Vítor, a família pode voltar para casa, uma sensação inédita para Luciano, já que Biel continuou internado por causa da prematuridade. Como quem já soubesse que era melhor colaborar, Vítor não tinha cólicas, dormia a noite toda e só chorava na hora da fome. O casal e os meninos encontravam-se no paraíso.

# Capítulo 31

## Sob os olhos do anjo

Quando Vítor completou quatro meses, doutor Vanderson reencontrou a família em seu consultório. A emoção do médico foi tamanha que ele não conseguiu conter as lágrimas, teimosas em embaçarem sua visão e sujarem seus óculos. Enquanto disfarçava e secava as lentes foi surpreendido pelo abraço caloroso de Biel, com uma folha de papel em que tinha desenhado um anjo de jaleco:

— Muito obrigado, doutor! Você é meu anjo.

Só Vítor não chorou. O médico pigarreou, desconversou e relatou à família o caso de Heitor, um menino de Minas Gerais também com anemia falciforme que acabara de passar pelo transplante com sangue de cordão da irmã, Bela, geneticamente selecionada como o Vítor. O plano de saúde de Heitor também não cobria o transplante e a família recorreu à Justiça para fazer o tratamento no hospital referência no país no procedimento.

Luciano e Ana saíram dali com o contato dos pais de Heitor e a promessa do doutor Anjo de que faria o impossível para ajudar no transplante do Biel. Naquele mesmo dia, Luciano soube que os honorários do advogado cobrados à família de Heitor, cerca de cinquenta mil reais, eram outro grande obstáculo. O próprio advogado nunca chegou a passar um orçamento a Luciano e, no primeiro contato, orientou que ele primeiro conversasse na empresa em que trabalhava sobre o transplante.

— É importante que sua empresa faça uma recusa formal do tratamento, entende Luciano?

Ainda nessa conversa, o advogado relacionou os laudos que Luciano deveria ter e, como não tinha mais uma equipe mais acompanhando Biel, e a médica do hospital em que ele era cadastrado já avisara que não recomendaria o transplante, Luciano contou mais uma vez com a ajuda do doutor Vanderson e pediu que preparasse a documentação, uma vez que já tinha consultado Biel e tinha acesso a todos os exames dele. Doutor Anjo entrou em ação de novo e conseguiu entregar todos os laudos e o pedido do transplante em tempo recorde. Enquanto preenchia a papelada, o médico pensava na resistência de alguns hematologistas ao transplante de medula óssea em casos tão graves como o do Biel.

Luciano enviou o pedido do transplante ao convênio de saúde corporativo, que acabara de ser contratado pela empresa. No dia seguinte, o departamento de recursos humanos o chamou para uma conversa:

— Como assim, o transplante do Biel agora, Luciano?

— Está na hora de ser feito e sei que tenho direito de que o convênio cubra. Minha intenção é não recorrer à Justiça, porque gosto de trabalhar aqui, mas o farei pelo meu filho se for preciso.

Dois meses antes, o mesmo departamento tinha questionado aos funcionários sobre doenças crônicas, deles e seus dependentes. O relatório fazia parte do processo de contratação do novo convênio de saúde. Luciano foi transparente no que se referia ao Biel e a anemia falciforme e a necessidade do transplante de medula óssea, o que o tranquilizava em pleitear seu direito naquele instante.

O assunto foi levado à diretoria geral da empresa e Luciano convidado a uma reunião com a chefe no escritório central, localizado à avenida dos prédios suntuosos do Brooklin, a Engenheiro Luiz Carlos Berrini. Um médico do trabalho participou também, mas a documentação apresentada era incontestável quanto à necessidade do procedimento.

— Não sabíamos nada do seu filho, nem que sua família passava por isso – respondeu a diretora assim que se conheceram.

A convite dela, Luciano contou a história de Biel desde o nascimento, passando por vaquinhas virtuais, feijoadas, rifas, pedágios em vias públicas e, por fim, o Programa da Eliana. A executiva encarou a gerente na filial em São Bernardo do Campo e questionou:

— Como não sabíamos disso?

Não houve resposta e pareceu a Luciano que era mesmo para não existir. O silêncio prosseguiu por mais alguns minutos até que a diretora se pronunciou:

— Luciano, preciso de um tempo. Nesse momento não posso dizer sim ou não. Voltaremos a fazer contato.

O setor de Recursos Humanos iniciou, junto com a operadora do plano de saúde, uma pesquisa sobre o procedimento, custos e hospitais preparados para o tratamento. Obtiveram a informação de que o transplante também poderia ser no Hospital Nove de Julho, embora a instituição nunca tivesse feito o transplante com sangue de cordão umbilical. Algum tempo depois retornaram com a aprovação do tratamento, mas não no hospital em que doutor Vanderson Rocha coordenava o serviço.

Temeroso do fato do filho ser o primeiro transplante de sangue de cordão no Nove de Julho, Luciano pensou em procurar novamente o advogado e acionar a Justiça, contudo, antes, decidiu conversar com o doutor Anjo. O médico não atuava no Nove de Julho, mas suas assistentes de confiança, doutora Alessandra Gomes e doutora Ana Beatriz Mafra sim, por isso recomendou a Luciano que aceitasse a oferta. Além de referendar a instituição de saúde, ele se comprometia a acompanhar junto às suas médicas de confiança o tratamento do Biel.

— A liminar pode garantir a internação em outro hospital, mas se o plano de saúde recorrer e o juiz acatar seu filho pode ter que sair de lá e você ainda arcar com as despesas. Você tem o tratamento garantido e estou prometendo que, apesar de não estar lá, meus olhos estarão. Estou dizendo que o Nove de Julho tem estrutura para esse transplante, mas essa é uma decisão sua, Luciano. Falo como o amigo que me sinto e como quem quer ver o Biel curado.

# Capítulo 32

## A liga da justiça

No dia 18 de setembro, Luciano e Ana pegaram de novo a estrada com Biel rumo a um hospital em São Paulo, mas, dessa vez, não estavam pressionados pelos gritos de dor do menino nem cheios de perguntas sem respostas, porque o filho ia se internar para começar os preparativos para o transplante de medula óssea. O medo fazia certo barulho nos corações dos pais por saberem que ele corria risco de morte, mas a fé era quase uma fanfarra a calar os pensamentos negativos que vez ou outra pairavam nos bancos da frente do carro. No bagageiro, além das bolsas com as roupas de Ana e Biel, cuja previsão de internação era de mais de dois meses, uma mochila com bonecos dos heróis da Liga da Justiça.

Os brinquedos foram colocados no parapeito da janela do quarto, de onde o menino podia vê-los do próprio leito, uma estratégia dos pais para que ele se sentisse acompanhado no longo período de isolamento que estava por vir, e fortalecido pelos amigos imaginários. Eles só não esperavam que Biel se inspirasse nesses personagens para batizar outras crianças da ala de transplantes. Logo na primeira semana de internação, o hospital já tinha Homem-Aranha, Mulher Gato e o Homem Formiga. O menino agitava a ala com algo completamente inovador e lúdico.

Curioso e louco para interagir com adultos e crianças internados, Biel circulava pelos corredores e parava nas portas dos quartos para conhecer as histórias dos pacientes. Ele memorizava o nome de todos e se ocupava de perguntar aos pais, enfermeiros e médicos sobre o tratamento deles, isso quando não orava com eles. Por causa do interesse do filho pelos outros pacientes, Luciano sugeriu que escrevessem bilhetes de estímulo e apoio a todos, obedecendo assim a regra de não se tocarem. No quinto dia de internação, seis pacientes idosos e duas crianças foram surpreendidos com origamis em formato de flor e de tsurus (os pássaros mágicos) em seus leitos. Todos continham bilhetinhos de incentivo.

O lado menino de Luciano, associado à uma criatividade sem fim, tornavam divertidos os dias de confinamento no hospital. Porém, a primeira semana de outubro trouxe uma péssima notícia para Biel. Os pais e os irmãos tinham contraído conjuntivite e estavam proibidos de irem vê-lo. Os familiares passaram a se revezar no hospital, mas, o problema é que Biel tinha se acostumado a dormir com o pai. Após três dias sem ver Luciano, os médicos e enfermeiros se preocuparam com a notável tristeza da criança, que estava prestes a começar o condicionamento para o transplante.

Para compensar sua ausência, Luciano chamava o filho todas as noites por videoconferência, quando conversavam, brincavam e oravam. Num desses encontros virtuais, a imagem que apareceu no celular dele foi de Biel agarrado a uma luva cirúrgica cheia de ar, como um balão, nela desenhada o rosto de um homem.

— Ela vai imitar meu pai abraçado comigo enquanto durmo – tinha explicado o pequeno paciente à enfermeira, minutos antes da chamada por vídeo. A mulher saiu do quarto para chorar.

Vinte e dois dias após a internação e implantação de sonda e cateteres, Biel entrou no D-9 (dia menos 9), que marcou o início da quimioterapia para matar sua medula óssea original, em que seu sangue com a anemia falciforme era fabricado. A sorte é que a conjuntivite dos pais estava curada e eles puderam ficar perto do filho naquela que seria uma das fases mais delicadas do tratamento. Nesse período de condicionamento, potentes medicamentos aplicados no corpo por meio do cateter tinham como função eliminar toda a medula para a nova ser infundida. Essa etapa leva exatos dez dias contados regressivamente. D-9, D-8, D-7... e assim por diante, até o D-0.

Após três dias tranquilos, Biel começou a sentir os efeitos da medicação com náuseas, vômitos, perda de apetite e sinais da temida mucosite, inflamações que podem atingir toda a boca, garganta e sistema gastrointestinal, chegando até o ânus. Além de dolorosa, causa febre e impede a alimentação. Os cabelos de Biel começaram a cair e seu rosto amanhecia cheios dos pelos. Embora fosse uma situação prevista e Luciano pensasse com alegria no dia que isso fosse acontecer, já que seria durante o tão sonhado tratamento do filho, ele descobriu que não estava preparado para aquele momento.

Faltando quatro dias para a infusão das novas células, ele e Ana concluíram que era preciso raspar a cabeça do filho e que ninguém estava apto para fazer isso com tanto carinho e amor como o próprio pai. Naquela segunda-feira, Luciano levou o aparelho para o hospital, conversou com Biel e alinhou no número zero. Enquanto o pai corria as lâminas rentes pela cabeça do filho e o barulho da máquina soava como um lamento, lágrimas desciam dos olhos de Luciano e encharcavam a trilha da nova careca que se insinuava. Ana chorava junto, num canto do quarto.

A semana que começou em lágrimas foi encerrada com mais choro. Sexta-feira, 18 de outubro, coincidentemente quando se comemora o Dia do Médico no Brasil, Biel recebeu a infusão das células da medula óssea de seu irmão caçula Vítor. Eram 10h35 da manhã quando Luciano começou a transmitir, ao vivo, o procedimento do quarto do filho no Hospital Nove de Julho. Milhares de pessoas que tinham acompanhado a dura caminhada da família pararam para assistir.

O transplante de medula óssea não é uma cirurgia. As células são infundidas no corpo do paciente através do cateter, sem cortes e sem anestesia, muito parecido com uma transfusão de sangue. Naquele dia, duas enfermeiras, Ana e Luciano acompanharam o procedimento comandado pela doutora Fabiana Sinnott Ghanam. Concentrada, a médica conferiu material, equipamentos e cateter, enquanto Luciano filmava e agradecia a Deus e a todos que contribuíram para que chegassem até ali mas, na medida em que as gotinhas de sangue e células da medula pingavam a caminho do corpo de Biel, os pais foram dominados pela emoção, se abraçaram e choraram, como se esquecidos que estavam numa transmissão na rede mundial de computadores. Doutora Fabiana se aproximou de Biel, colocou a mão suavemente na barriga do menino e perguntou baixinho:

— Tá feliz, amor?

Ele balançou a cabeça afirmativamente e a médica se afastou, assentou na poltrona em frente, pegou duas compressas próximas e secou os olhos, embora as lágrimas teimosas insistissem em não parar rolar. Para a médica, nunca é só mais um transplante, mas ela sabia que aquele era especial. No outro canto do quarto, as enfermeiras também foram tomadas pela emoção, enquanto os emojis em prantos inundavam a tela da transmissão ao vivo pelas redes sociais do menino corajoso.

## Capítulo 33

# O dia que o Batman chorou

Se os dez dias de condicionamento para o transplante de medula foram difíceis, os vinte dias subsequentes foram ainda piores. Infecções, febres, dores, náuseas, vômitos, falta de apetite, urina com sangue e quase uma ida para a UTI deixaram os médicos em estado de alerta e a família apavorada. Ana via o filho pálido, magro e desanimado sobre a cama, murchando como uma plantinha aparentemente frágil e pequena demais para tamanha batalha.

Luciano se desdobrava atrás de vídeos de celebridades que o menino admirava, desde influenciadores digitais a cantores. A cada surpresa dessas, Biel ensaiava um sorriso no canto da boca, mas era evidente sua falta de forças para se divertir com todos os seus heróis, dos quadrinhos, do cinema e da vida real.

Até que chegou o mês de novembro com promessa de muito calor em São Paulo. Mais forte e com menos efeitos colaterais, Biel e a família viam os dias passarem lentos pela janela de vidro fumê do quarto, sem muita diferença entre fins de semana, feriados e dias úteis, à espera da notícia que todo transplantado de medula quer receber, que é a da pega, quando a nova medula passa a trabalhar no lugar da velha e doente. Em se tratando de infusão de células de sangue de cordão, isso pode demorar até quarenta e cinco dias.

O acompanhamento dessa situação era feito por meio do exame de quimerismo, que identificava as células do receptor e do doador. Quando fossem detectadas 100% das células do Vítor em Biel, a equipe médica poderia comemorar, contudo, no final de outubro e início de novembro, Luciano e Ana perceberam uma certa apreensão nos rostos dos enfermeiros e da equipe médica. Embora questionassem sempre aos doutores Cláudio, Alessandra e Ana Beatriz sobre o sucesso do transplante, sempre ouviam que ainda era cedo para respostas definitivas e que tinham que aguardar.

Na verdade, Biel deveria estar num período de aplasia total, sem funcionamento da sua medula, uma vez que se esperava pela demora da pega da medula de Vitor e os exames apontavam alguma produção de anticorpos no corpo do menino. O temor dos médicos é de que a medula de Biel, eliminada no período do condicionamento, tivesse voltado a funcionar, o que pode acontecer. Decidiram aguardar.

Mas, o corpo já tão cansado do menininho escolheu um domingo ensolarado pós-feriado de Finados, para revelar nos exames que a nova medula funcionava sim. No dia 3 de novembro de 2019, Luciano praticamente gritou a todos os seguidores nas redes sociais que os exames contavam que a medula tinha pegado. Finalmente, Biel estava livre da anemia falciforme.

A melhora do menino passou a ser diária e a olhos nus. A febre cedeu, as infecções e a mucosite também, o apetite voltava gradativamente e as visitas foram liberadas. Seis dias após celebrar a nova medula funcionando, Biel continuava apático, sem se alimentar ou aceitar água. Apreensivos, os pais temiam que ele não resistisse ao tratamento, por isso, tentavam que ele interagisse com os amigos por conversas de vídeos ou se envolvesse com planos mirabolantes que o pai inventava. Tudo em vão.

Quando o influenciador digital Carlinhos Maia agendou a visita ao hospital, Luciano chegou a temer que não fosse um bom momento, dado o desânimo do menino. Porém, assim que Carlinhos entrou no quarto, Biel abriu um sorriso, sentou-se na cama e os dois começaram a tagarelar. Do leito do hospital, o menino saltou para o sofá e, em poucos minutos, tinha reencontrado o ânimo para tagarelar e cantar. Os pais perceberam uma luz nova naquele instante e o início de uma forte amizade. Após horas conversando com o pequeno fã, Carlinhos saiu do hospital com o Thor, um dos bonecos da coleção tão especial do menino. Luciano chegou a se surpreender com o desprendimento do Biel, que voltou a se alimentar no mesmo dia.

Uma semana depois, Biel se desfez de mais um dos bonecos, o Homem de Ferro, com o qual presenteou o doutor Vanderson:

— Você é meu herói, meu Homem de Ferro e da minha família – disse o pequeno paciente ao médico, que bloqueou a agenda numa tarde de plena terça-feira para a visita que o fez se desmanchar em lágrimas.

Embora o garoto melhorasse visivelmente, uma persistente diarreia impedia sua alta, para aflição dos pais, internados há quase noventa dias. O próprio Biel demonstrava estar cansado do hospital. Ele jogava bola, caminhava e cantava hinos de louvor pelo corredor, assistia filmes e conversava com quem encontrasse no hospital, mas manifestava diariamente o desejo de voltar para casa.

Embora tenha ganhado presentes e visitas, e curado, Biel experimentou o Natal sem o aconchego do lar e dos parentes, dentro do quarto do hospital, porém, dois dias depois, o lugar que já não parecia guardar surpresas e aventuras para o menino se agitou de novo com a chegada da Nick. A menina, também portadora da anemia falciforme grave, se internou no Hospital Nove de Julho no dia 27 de dezembro de 2019 para o tão sonhado transplante de medula óssea, com sangue de cordão de um dos irmãos gêmeos, gerados por fertilização *in vitro* com esse objetivo. Não se tratava de mais uma história igual à do Biel, mas sim de uma família que seguia os mesmos passos de Luciano após assistir o Programa da Eliana.

A humilde família de Nicoly Cunha já tinha se conformado a conviver com a doença até assistir à reportagem. A partir daí, aquela esperança de conceder saúde à filha se inquietou dentro dos pais Alcides e Karuza, que fizeram contato com Luciano e Ana e decidiram também por gerar um doador para a filha. Para arrecadar o dinheiro que precisavam para fertilização *in vitro*, organizaram shows, feijoadas, rifas e pedágios, mobilizando toda a Botucatu, no interior de São Paulo. Ver a família se internando para o início do transplante mostrou aos pais de Biel que divulgar a luta deles não tinha beneficiado exclusivamente ao filho, mas inspirado pessoas que conviviam com o mesmo problema. Com a presença de Nick, a quem Biel deu o título de Mulher Maravilha, os dias no hospital passaram mais velozes.

Tão velozes que, no dia 4 de janeiro, o menino se surpreendeu quando a mãe comunicou que teriam alta. Biel vestiu a fantasia nova do Batman que ganhou especialmente para a ocasião e se sentou na poltrona à espera do pai, que iria levá-los para casa. Por volta de quatorze horas, Luciano apareceu na porta do quarto:

— Filho, sabe quem veio te buscar?

— Quem? – perguntou eufórico, afinal, Luciano era o cara das surpresas fantásticas.

— O Batman!

O homem musculoso vestindo trajes iguais ao do herói preferido de Biel entrou no quarto sorridente, ajoelhou-se diante do menino e com um gesto de reverência perguntou:

— Biel, você está pronto?

O gerente administrativo Luiz Almeida, o Batman Almeida Arkham, de São José dos Campos, não ensaiou aquela cena. O único combinado com Luciano era ir até o quarto e sair de mãos dadas com aquele pequeno herói. Há dois anos no trabalho voluntário com crianças em tratamento contra o câncer, Luiz tinha conseguido folga no trabalho naquela tarde para atender ao pedido de um pai que queria celebrar a saúde do filho. Era inegável, pois desde 2017 esse Batman tinha assumido essa missão após um funcionário e amigo perder a filha de doze anos para a leucemia. A luta de Liz inspirava Luiz a ser o melhor herói que pudesse todos os dias.

Com os pequenos olhos brilhando atrás da máscara do homem-morcego e o sorriso oculto pela máscara cirúrgica sobre a boca, Biel se levantou, esticou a mãozinha para Luiz e respondeu:

— Prontíssimo!

Os dois heróis atravessaram os corredores do hospital enquanto uma fila de enfermeiros, médicos, copeiros, funcionários do administrativo e auxiliares da limpeza se despediam com acenos, risos, beijos lançados ao ar e gargalhadas escancaradas. Em cada adeus tinha um tom de saudades antecipadas do menino. Quando chegaram ao hall do hospital, uma pequena multidão de parentes e amigos esperava com balões, gritinhos de vitória e palmas.

A emoção foi a batuta que regeu de novo o improviso de Luiz Almeida, que se abaixou e pediu:

— Biel, eu sei que você canta muito bem! Você cantaria um louvor para mim antes de eu ir embora?

O menino assentiu com a cabeça e entoou:

Amanheceu, nada pesquei

Parecia ser apenas mais um dia como qualquer outro

Estava cansado

Sem forças, desanimado

Decidido a largar tudo e parar...

O burburinho do hall foi se aquietando para que a voz ainda fraquinha de Biel pudesse ser ouvida e, aos poucos, os sons dos choros baixos faziam arranjos com a canção. O herói grandão, ajoelhado em reverência, tentou disfarçar as lágrimas, mas elas fizeram goteira na máscara preta. Batman Arkham guardou aquela história como uma lição para o resto de sua vida, assim como todos que a conhecerem.